365 Brain Fitness
365 브레인 피트니스

박흥석
- 현) 베리브레인 심리센터 부대표
- 연세대학교 보건대학 작업치료학과 박사 수료
- 전) 삼성서울병원 재활의학과 작업치료사
- 전) 더봄 뇌건강 신경심리센터 & 인지재활연구소 작업치료사

안이서
- 현) ㈜더봄 뇌건강 신경심리센터 & 인지재활연구소 대표
  한양사이버대학교대학원 상담 및 임상심리 겸임교수
- 성균관대학교 대학원 인지심리학 박사
- 전) 삼성서울병원, 서울아산병원, 인하대병원, 국민건강보험 일산병원 신경심리사
- 전) 더봄 뇌건강 신경심리센터 & 인지재활연구소 소장

이혜미
- 현) 베리브레인 심리센터 대표
- 아주대학교 대학원 임상심리학 석사
- 전) 삼성서울병원 신경과 임상심리전문가 수련
- 전) 국민건강보험공단 일산병원, 삼성서울병원, 강남세브란스병원 임상심리전문가
- 전) 더봄 뇌건강 신경심리센터 & 인지재활연구소 총괄 대표

매일매일 뇌의 근력을 키우는 치매 예방 문제집

365 Brain Fitness
365 브레인 피트니스

박흥석 · 안이서 · 이혜미 지음

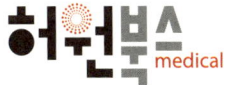

추천사

진료실에서 치매를 걱정하는 환자와 보호자들에게 제가 늘 들려주는 말이 있습니다. 두뇌활동을 많이 하고, 신체 운동을 꾸준히 하며, 사회활동을 유지해 나가라는, 어찌 보면 다분히 상식적인 이야기입니다. 많은 역학연구를 통해 어느 정도 효능이 입증된 방법이지만, 설명을 마치고 나면 언제나 마음 한구석에 부족함이 자리합니다. 도대체 무엇을 구체적으로 어떻게 하라는 말인지 듣는 이의 입장에서는 답답할 것을 알기 때문입니다.

"사람들이 치매 예방을 위해 집에서 손쉽게 할 수 있는 것은 없을까?" 마땅한 방법이 없어 아쉬워하던 차에 《365 브레인 피트니스》를 접하게 되었습니다. 이 책은 치매 예방과 진행을 막기 위한 인지훈련 학습지, 즉 치매 예방 문제집입니다. 1년 365일 매일 3쪽씩 재미있는 문제를 풀도록 구성되어 있지요. 문제들은 기억력, 언어, 시공간 능력, 전두엽 기능 등 두뇌의 전체 영역을 골고루 사용하도록 다채롭게 만들어져 있습니다.

치매는 누구에게나 찾아올 수 있는 반갑지 않은 손님입니다. 특히 스트레스가 많은 현대사회에서 그 발병 위험은 갈수록 높아지고 있지요. 뇌 운동이 중요한 이유가 바로 여기에 있습니다. 매일 규칙적으로 뭔가를 하며 머리를 쓰는 일은 뇌를 튼튼하게 하는 운동(brain fitness)이 됩니다. 이러한 운

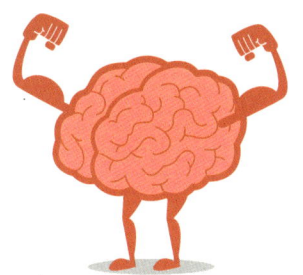

동은 뇌 건강을 유지하는 데 매우 큰 효과를 내지요.

사실 평생교육이라는 마음가짐으로 두뇌 운동을 게을리하지 않는 것이야말로 뇌 건강을 유지하는 비결 아닌 비결이라 할 수 있을 것입니다. 그런 의미에서 이 책은 치매를 두려워하는 분들에게 매우 유용한 학습지가 될 것으로 생각합니다.

특히 50세 이상 성인 중에서 기억력 저하를 걱정하거나 가벼운 인지장애가 있는 분이라면 이 책을 이용해 보시라고 권하고 싶습니다. 잠시 짬을 내어 매일 문제를 풀어 보는 것만으로도 치매 예방을 위한 좋은 투자가 될 것입니다.

이재홍
서울아산병원 신경과 교수

들어가며

★ 치매란 무엇인가요?

치매란 기억장애를 포함하여 여러 인지기능(언어 능력, 시공간 능력, 전두엽 집행기능)에 장애가 발생하고, 이런 인지장애가 일상생활을 하는 데 지장을 주는 것을 말합니다. 다시 말해 인지장애로 가사생활, 취미생활, 직장생활, 사회생활을 이전처럼 혼자 해낼 수 없고, 다른 사람의 도움이 필요한 상태를 의미합니다.

★ 치매는 어떻게 진행되나요?

치매는 뇌졸중, 감염, 뇌외상 등으로 갑자기 오기도 하지만, 알츠하이머병(Alzheimer's disease)과 같은 경우 대부분 서서히 나타납니다. 그 과정은 보통 '정상 → 주관적 인지장애 → 경도인지장애 → 치매'의 순으로 점진적으로 진행되지요. 현재 자신의 상태가 어느 단계에 이르렀는지 판단하기 위해서는 다음의 세 가지 질문을 해봐야 합니다.

첫째, 기억력 등의 인지장애를 호소하는가?
둘째, 객관적인 인지기능검사(신경심리검사)에서 장애가 나타나는가?
셋째, 일상생활 수행능력에 문제가 있는가?

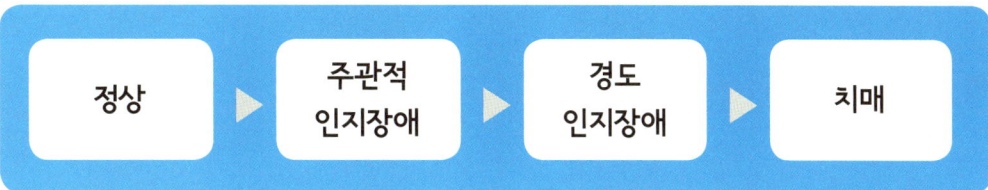

　이 세 질문에 따라 각 단계의 상태를 살펴보면, '정상'은 본인이 기억력이나 다른 인지기능의 문제를 주관적으로 호소하지 않고, 객관적인 신경심리검사에서 문제가 나타나지 않으며, 일상생활 수행능력에도 어려움이 없는 상태를 의미합니다.

　'주관적 인지장애'는 본인이 기억력이나 다른 인지기능의 문제를 주관적으로 호소하지만, 객관적인 신경심리검사에서는 문제가 나타나지 않고, 일상생활 수행능력도 이전과 같이 잘 유지되는 상태를 말합니다. 정상적인 노화 과정으로 볼 수 있지요.

　'경도인지장애'는 치매의 전조 증상을 보이는 단계이기에 주의를 필요로 합니다. 본인 스스로 기억력이나 다른 인지기능에 문제가 있음을 인지하며, 직장 동료나 가까운 보호자처럼 제3자의 눈에도 이상 징후가 감지됩니다. 객관적인 신경심리검사에서도 인지기능의 문제가 발견되나, 일상생활을 하는 데 영향을 미칠 정도는 아니어서 이전과 같은 생활은 유지할 수 있는 상태입니다. 연구마다 조금씩 차이가 있기는 하지만, 65세 이상의 노인 가운데 경도인지장애의 유병률은 약 25%이며, 매년 이들 중 약 10~15%가 치매로 발전하는 것으로 알려져 있습니다. 따라서 경도인지장애 단계라고 해서 안심할 것이 아니라, 치매 예방을 위한 치료 및 보호자의 지속적인 관심이 필요합니다.

　'치매'는 본인은 물론이고, 보호자가 보더라도 기억력이나 다른 인지기능의 문제가 뚜렷이 인식되고, 객관적인 신경심리검사에서도 인지장애가 여러 영역에 걸쳐 관찰되며, 이러한 인지장애로 인해 혼자서 일상생활을 수행할 수 없는 상태를 의미합니다.

★ 치매의 원인과 종류는 무엇인가요?

많은 사람이 '치매'를 '병명'으로 알고 있습니다. 하지만 '치매'는 위에서 설명한 것처럼 인지기능에 심각한 장애가 발생하고, 이로 인해 혼자 일상생활을 할 수 없는 '상태'를 의미하는 용어입니다. 이런 '치매' 상태를 발생시키는 질환은 매우 다양합니다. 여러 연구를 통해 지금까지 발견된 질환의 수만 약 50여 종에 이르지요. 우리가 익히 잘 알고 있는 '알츠하이머병' 또한 치매를 일으키는 원인 중 하나입니다. 이처럼 원인이 되는 병이 다양하다 보니, 환자마다 치매로의 진행 양상이 제각각이고, 치료 방법도 달라집니다. 원인 질환에 따라 상태가 계속해서 나빠지고 이전 모습으로 되돌아가지 않는 퇴행성 치매가 있는가 하면, 재활이나 약물을 통해 치료가 가능한 치매도 있습니다.

아래에 치매를 일으키는 다양한 원인 질환 가운데 대표적인 질환 몇 가지를 소개합니다.

• 알츠하이머병 (Alzheimer's disease)

알츠하이머병은 퇴행성 치매의 대표적인 질환입니다. 치매의 절반 이상이 알츠하이머병으로 인해 나타나지요. 이 병에 걸리면 뇌에 아밀로이드(amyloid)라는 이상 단백질이 생겨나고 쌓이면서 정상 뇌세포가 손상됩니다. 진행은 서서히 이루어지는데, 제일 먼저 기억장애가 발생합니다. 이후 이름 대기 장애, 계산 능력의 저하, 방향감각의 저하가 나타나고, 나중에는 남을 의심하거나 공격적인 행동을 보이는 행동장애가 동반됩니다. 그리고 이러한 증상들이 심해지면서 종국에는 독립적으로 일상생활을 할 수 없게 됩니다.

• 혈관 치매 (Vascular dementia)

혈관 치매는 뇌졸중(뇌출혈, 뇌경색)과 같은 뇌혈관 질환에 의하여 뇌 조직이 손상을 입어 치매가 발생하는 경우를 총칭합니다. 종류가 매우 다양한데, 대표적으로는 뇌로 향하는 큰 혈관들이 반복적으로 막히면서 생기는 다발성 뇌경색 치매(multi-infarct dementia), 한 번의 뇌경색으로 인하여 치매가 생기는 전략적 뇌경색 치매(single strategic infarct dementia), 작은 혈관의 막힘이 반복되어 서서히 치매가 생기는 피질하 혈관 치매(subcortical vascular dementia)가 있습니다.

혈관 치매는 갑자기 발생하는 경우가 많으며, 상당 부분 진행되고 나서야 증상이 인지되는 알츠하이머병과 달리 초기부터 한쪽 신체의 마비 증상, 구음장애, 보행장애, 시야장애 등 신경학적인 증상을 동반하는 경우가 많습니다. 뇌졸중이 발생하였다고 해서 반드시 혈관 치매가 되는 것은 아니며, 뇌졸중 발생 후에 객관적인 신경심리검사에서 인지장애가 관찰되며, 이런 인지기능의 문제로 인해 혼자 일상생활을 하기 어려운 상태일 때 혈관 치매로 진단될 수 있습니다. 뇌졸중이 발생했을 당시에는 인지기능에 문제가 발견되었더라도 시간이 지남에 따라서 호전되는 경우도 있기 때문에, 일정 시간이 지난 후에 자세한 신경심리검사를 통해 인지기능의 문제를 확인해야 합니다.

- 전두측두치매 (Frontotemporal dementia)

전두측두치매는 두뇌의 전두엽에서부터 측두엽까지 위축이 발생하여 이로 인해 인지장애가 생기는 것을 말합니다. 첫 증상은 주로 성격 변화나 이상행동으로 나타나며, 판단력이 떨어지고 감정 조절 및 충동 억제가 잘되지 않아 사람들과의 관계에서 문제가 생기고, 보호자를 곤란하게 하는 경우가 많습니다. 평균 발병 연령은 50-60대로 젊은 편입니다.

★ 뇌의 구조와 역할은 무엇인가요?

아주 오래전 사람들은 인간의 생각과 행동의 원천이 심장이라고 생각했습니다. 그러나 뇌 과학이 발전함에 따라 그것이 심장이 아닌 뇌가 하는 일이라는 것이 밝혀졌지요. 말하고, 기억하고, 판단하는 인간의 모든 행동은 바로 우리 몸무게의 2%밖에 되지 않는 뇌의 활동으로 결정됩니다.

더불어 뇌 과학은 뇌의 구조와 기능 또한 밝혀내었습니다. 인간의 뇌는 상황에 따라서 여러 구조가 동시에 협력하여 기능하기도 하지만, 기본적으로는 각자 서로 다른 기능을 맡으며 분화되어 있습니다. 대표적인 예가 바로 왼쪽 뇌(좌반구)와 오른쪽 뇌(우반구)입니다.

왼쪽 뇌

왼쪽 뇌는 주로 언어와 관련된 기능을 맡고 있습니다. 역사적으로 볼 때 뇌의 인지기능에 대한 연구는 언어에서 시작되었습니다. 따라서 언어기능을 맡는 뇌를 '우세반구'라고 부릅니다. 언어기능이란 사람들과 대화할 때 자신이 하고 싶은 말을 유창하게 표현하고, 상대의 말을 이해하여 상황이나 문장에 맞게 단어를 표현하는 능력을 의미합니다. 학습된 언어를

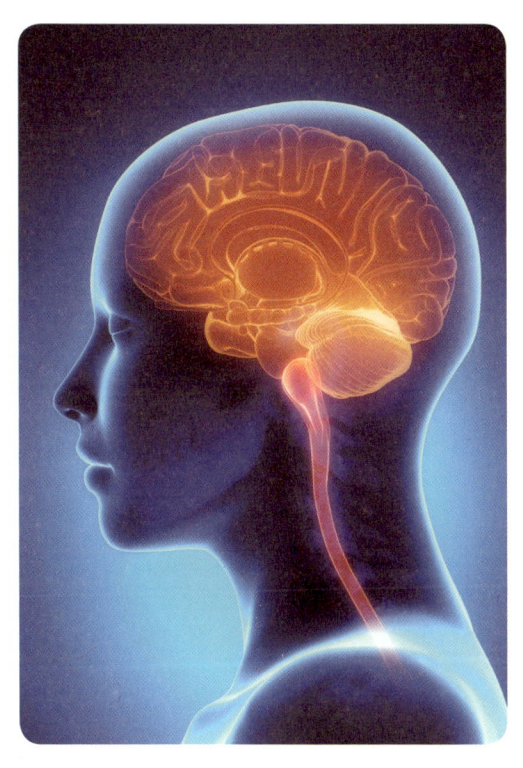

읽고 쓰는 것 또한 포함되지요.

왼쪽 뇌가 하는 일 중 무엇보다 중요한 것은 말이나 글로 이루어진 정보를 듣고 저장한 뒤, 필요할 때 꺼내어 쓸 수 있도록 하는 일입니다. 즉, 왼쪽 뇌는 언어적 정보의 학습과 기억 면에서 핵심적인 역할을 맡고 있습니다.

대부분의 사람은 왼쪽 뇌가 우세반구이며, 오른손잡이 중 96%가 왼쪽 뇌에서 언어기능을 맡고 있습니다. 그렇다면 왼손잡이인 사람은 어떨까요? 많은 사람이 왼손잡이는 오른손잡이와 반대로 오른쪽 뇌에서 언어기능을 맡고 있을 거라고 오해합니다. 그러나 왼손잡이도 70%의 사람들은 왼쪽 뇌에서 언어기능을 맡고 있습니다.

그 밖에도 왼쪽 뇌는 숫자의 계산, 자기 신체의 위치나 이름을 인식하는 일, 도구를 사용하는 방법을 익히고 필요할 때 이를 자연스럽게 사용하도록 하는 일 등 다양한 역할을 맡고 있습니다. 예를 들어 똑같이 젓가락을 보았을 때 우리나라 사람과 서양인의 반응이 어떻게 다를지 한번 떠올려 보세요. 처음 본 젓가락을 어떻게 쓸지 몰라 당황해하는 서양인과 달리, 우리나라 사람은 능숙하게 사용할 수 있을 것입니다. 심지어 젓가락으로 물건을 집는 것을 떠올리기만 해도 뇌가 반응하여 손이 저절로 움직이지요. 그 역할을 왼쪽 뇌가 담당하고 있습니다.

오른쪽 뇌

오른쪽 뇌는 비언어기능을 담당하고 있습니다. 역사적으로 오른쪽 뇌는 비언어기능을 담당하는 '비우세반구'이기 때문에 언어기능을 담당하는 왼쪽 뇌보다 상대적으로 덜 주목을 받았습니다. 그래서 오른쪽 뇌의 기능 연구는 비교적 늦게 이루어졌습니다.

오른쪽 뇌의 기능은 시각적·공간적 정보의 처리와 관계가 있습니다. 사물을 보고 그것이 무엇인지, 또는 사람을 보고 그가 누구인지 알아보는 '무엇what'에 대한 정보처리를 맡고 있지요. 또한 약도나 그림과 같은 2차원 공간에서 사물의 위치를 찾거나, 3차원 공간 내에서 길을 잃지 않고 목적지까지 찾아갈 수 있도록 하는 '어디where'에 대한 정보처리도 담당합니다. 오른쪽 뇌는 이렇게 처리된 시공간 정보를 저장한 뒤에 나중에 필요할 때 꺼내어 쓸 수 있도록 해 줍니다. 시각적 기억 면에서 중요한 역할을 하는 셈이지요. 우리가 갔던 길을 잃어버리지 않고 다음에 다시 찾아갈 수 있는 것도 모두 오른쪽 뇌가 잘 작동한 덕분입니다.

더불어 오른쪽 뇌는 정서나 음악, 미술과 같은 예술적 활동에서도 핵심적인 역할을 합니다.

★ 대뇌는 어떻게 구성되어 있을까?

사람의 뇌는 우리 몸무게의 2% 밖에 차지하지 않지만 심장에서 20%의 혈액을 공급받고 신체가 사용하는 에너지의 25%를 소비하는 부분입니다. 대뇌의 내부 구조를 살펴보면 바깥쪽에 있는 회백질이라는 부분과 안쪽에 있는 백질이라는 부분으로 나눌 수 있습니다. 둘 중에서 바깥쪽에 있는 회백질 부분이 중요한데 이 부분이 바로 인지기능을 담당합니

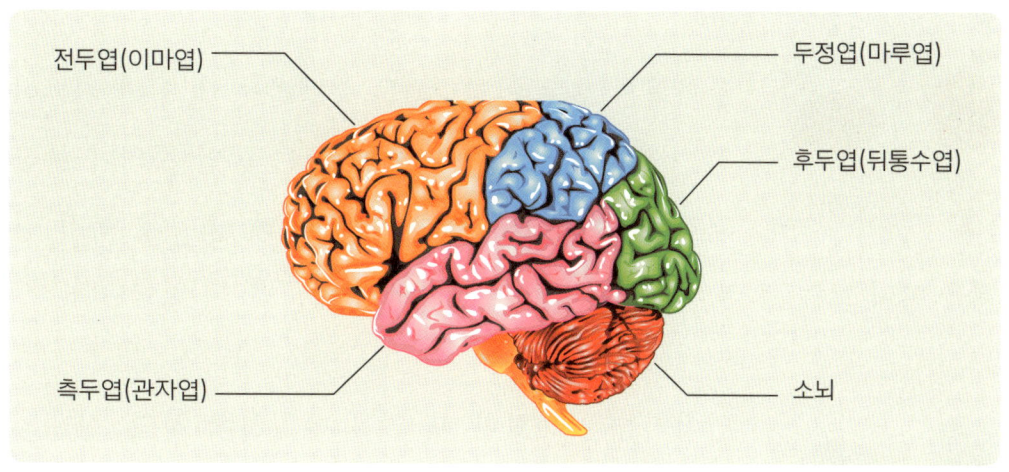

다. 백질은 멀리 떨어져 있는 뇌의 바깥쪽 부분들끼리 정보를 주고 받을 수 있도록 연결해 주는 역할을 합니다. 뇌의 표면이라고 할 수 있는 회백질은 평평한 구조로 되어 있지 않고 구불구불하게 주름져 있어서 더 많은 정보를 효과적으로 처리할 수 있게 만들어져 있습니다. 위쪽으로 올라온 부분은 이랑이라고 부르고 계곡처럼 안쪽으로 들어가 있는 부분을 고랑이라고 부릅니다. 대뇌는 비교적 크게 움푹 들어간 고랑을 따라서 몇 개의 구조물로 나눌 수 있습니다. 가장 앞쪽에 있는 부분을 전두엽(이마엽)이라 부르는데 전두엽은 어떤 목표를 설정하고, 그 목표를 이루기 위해 계획하고, 전략을 짜는 역할을 하고 상황을 판단하고 결정하는 것과 같은 역할을 하게 됩니다. 뇌의 관리자와 같은 역할을 맡고 있다고 할 수 있습니다. 전두엽의 뒤쪽에 있는 부분을 두정엽(마루엽)이라고 부르는데 왼쪽 두정엽은 계산하기, 읽고 쓰기, 도구사용과 관련된 기능, 오른쪽 두정엽은 길찾기 같은 '어디'와 관련된 정보처리를 담당하게 됩니다. 양쪽 귀 옆에 있는 측두엽(관자엽)의 안쪽 깊숙한 곳에 해마라는 중요한 부분이 있는데, 이 부분은 새로운 정보를 학습하고 저장하는 데 핵심적인 역할을 하게 됩니다. 뇌의 가장 뒤쪽에 있는 후두엽(뒤통수엽)은 눈으로 들어온 시각적 정보를 받아서 처리하는 데 중요한 역할을 하게 됩니다.

★ 인지기능과 뇌

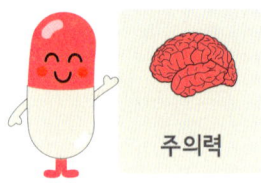

주의력은 모든 인지과제를 수행하는 데 있어 기본이 되는 필수 기능으로, 문제를 푸는 동안 주의가 분산되지 않도록 집중력을 발휘하게 해 줍니다. 특정 영역을 떠나 모든 뇌 영역이 주의력과 관련되어 있다고 볼 수 있습니다.

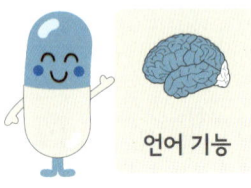

언어기능은 대화할 때 말을 유창하게 하고, 상대의 말을 잘 이해하며, 단어를 적절하게 표현하는 능력을 말합니다. 뿐만 아니라 읽고, 쓰고, 계산하는 능력까지 포함하지요. 주로 왼쪽 뇌의 기능과 관계가 있습니다. 왼쪽 뇌의 전두엽(이마엽)은 말하기, 측두엽(관자엽)은 언어 이해하기, 단어 말하기, 두정엽(마루엽)은 읽기, 쓰기, 계산하기 등을 담당합니다.

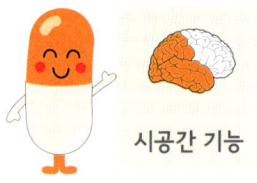

시공간기능은 시각적으로 제시되는 2차원 그림 혹은 물체를 지각하고 인식하는 능력부터, 3차원 공간에서 길을 찾거나 레고 블록을 조립하는 등의 능력을 모두 포함합니다. 주로 오른쪽 뇌의 기능과 관계가 있습니다. 오른쪽 뇌의 측두엽(관자엽)은 물체를 지각하고 인식하는 능력, 두정엽(마루엽)은 공간에서 길을 찾거나 블록을 조립하는 능력을 담당합니다.

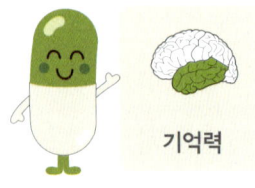

기억력은 새로운 정보를 학습하여 잘 저장해 두었다가 나중에 필요할 때 다시 꺼내어 사용하게 하는 기능입니다. 크게 언어 정보를 기억하는 언어적 기억력과 시각 정보를 기억하는 시각적 기억력으로 나눌 수 있습니다. 주로 해마를 포함하는 양쪽 측두엽(관자엽)이 담당하는데, 왼쪽 측두엽(관자엽)은 언어적 기억력과, 오른쪽 측두엽(관자엽)은 시각적 기억력과 관계가 있습니다.

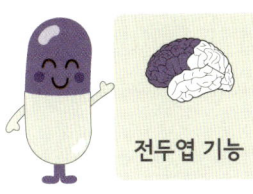

전두엽기능은 다른 말로 집행기능이라고 불려지는데, 세상을 살아가면서 목표를 세우고, 목표에 도달하기 위한 계획을 짜고, 그중에서 가장 좋은 방법을 선택하고, 실제로 실행을 하고, 실행한 방법이 잘 되었는지 평가하는 모든 과정과 관련된 기능입니다. 따라서 뇌의 오른쪽, 왼쪽 전두엽(이마엽)이 모두 관련될 수 있습니다.

★ 신경세포(neuron)는 어떻게 생겼나요?

사람의 신경계는 중추신경계와 말초신경계로 이루어져 있는데, 뇌는 그중에서도 중추신경계에 속해 있습니다. 그리고 이런 신경계를 구성하는 가장 작은 단위가 바로 '신경세포(neuron)'입니다. 사람의 뇌는 약 1천억 개의 신경세포가 조직적으로 연결된 구조를 띠고 있습니다. 신경세포는 '세포체', '수상돌기', '축삭'이라는 구조물로 이루어져 있으며, 신경세포 간의 연결 부위를 '시냅스'라 부르는데, 각각의 신경세포들이 이를 통해 서로 정보를 주고받을 수 있습니다.

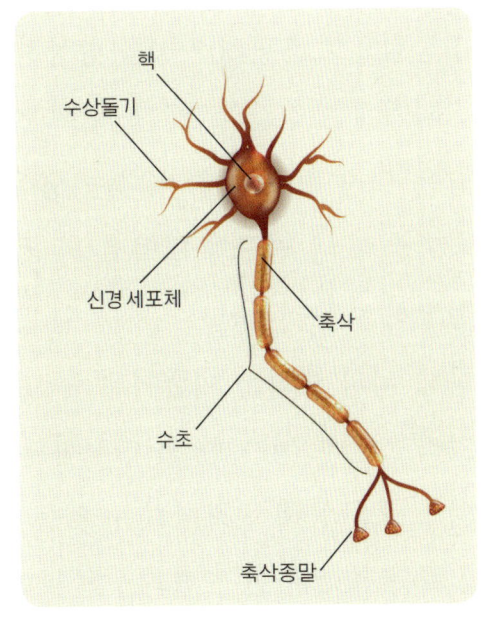

그 과정을 자세히 살펴보면, 우선 자극을 받은 신경세포가 전기신호를 만들어 세포 내에서 전기적 메시지를 전달합니다. 이렇게 만들어진 전기신호는 신경전달물질이라는 화학적 메시지로 바뀌어 다른 신경세포로 전달되지요. 이러한 메시지 전달은 시냅스라는 연결고리가 빽빽하게 많을수록, 또 연결된 신경세포가 손상 없이 튼튼할수록 더 빠르게 전달되어 뇌가 효율적으로 기능하게 됩니다. 반대로 노화나 질병으로 인해 신경세포가 손상되었거나, 시냅스 연결이 끊어졌거나 느슨할수록 뇌 기능이 제대로 작동되지 않고 효율이 떨어집니다.

★ 인지훈련이 중요한 이유는 무엇인가요?

과연 뇌도 훈련을 통해 튼튼해질 수 있을까요? 마치 신체 운동을 하면 몸의 기능이 향상되는 것처럼 말입니다. 이처럼 인지훈련은 인지기능을 향상시키기 위해 지속적인 뇌 운동을 하는 활동을 의미합니다. 기억력, 집중력, 시공간 능력, 언어 능력 및 문제 해결 능력 등 다양한 인지기능을 집중적으로 훈련해 기능을 향상하거나 유지하는 것이지요.

과거에는 인간의 뇌 기능은 나이가 들수록 저하되고, 한 번 저하된 기능은 다시 되돌릴 수 없다는 생각이 지배적이었습니다. 하지만 최근 과학기술과 뇌 연구의 발달로 뇌 가소성(뇌가 변화할 수 있다)에 대한 연구가 활발히 이루어지면서, '뇌는 일생동안 변화하며, 학습과 환경의 변화를 통해 뇌의 변화를 이끌어낼 수 있다'는 증거들이 대거 등장하였습니다. 그리고 이제 뇌는 한 번 안정화되면 변화하지 않는 기관이 아니라, 우리의 노력을 통해 변화시킬 수 있는 기관으로 인식되고 있습니다.

최근 축적된 연구 결과들을 보면, 노년기에서도 뇌 가소성의 잠재력이

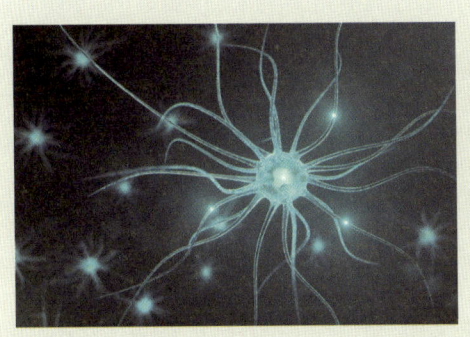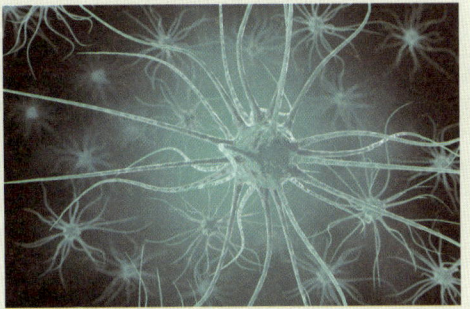

지속적인 인지훈련을 할 때 뇌 속에서 일어날 수 있는 신경망 변화(시냅스 증가)

발견되었으며, '인지훈련이 노년기의 인지기능 저하를 막을 수 있고, 치매의 발병을 늦추는 효과를 보였다'는 보고도 다수 등장합니다. 초기 치매와 경도인지장애 환자를 대상으로 한 연구들 역시 '인지훈련이 저하된 인지기능을 회복시키는 데 효과가 있다'고 밝히고 있으며, 뇌 영상 분석과 같은 최신 기술을 통해 뇌의 직접적인 변화가 입증되기도 했습니다.

이런 맥락에서 기억력, 주의력, 언어 능력 등과 같은 여러 가지 인지훈련 과제를 꾸준히, 그리고 열심히 수행하면 신경세포 간의 연결고리가 튼튼해지고(시냅스의 수가 증가하고), 뇌세포 수가 증가하는 등 뇌에 변화가 일어납니다. 그리고 이러한 변화는 인지기능의 향상으로 이어집니다.

더욱 놀라운 것은 이런 뇌의 변화가 젊은 사람뿐 아니라 노인에게서도 나타난다는 사실입니다. 그렇기 때문에 꾸준하게 인지훈련을 반복한다면 우리 뇌의 시냅스 연결고리를 더욱 튼튼하게 만들 수 있고, 노화로 인해 뇌 기능이 저하되어 치매에 이르는 일 역시 막을 수 있을 것입니다.

★ 치매 예방 문제집 ≪365 브레인 피트니스≫ 활용방법

치매 예방 문제집 ≪365 브레인 피트니스≫는 뇌의 전반적인 영역을 모두 활용할 수 있도록 인지기능을 향상시킬 수 있는 다양한 문제들로 구성되어 있습니다. 목표는 매일 3쪽씩 꾸준히 문제를 푸는 것으로, 하루는 주의력, 언어기능, 시공간기능, 전두엽기능 중 3개의 인지기능을 훈련할 수 있도록 구성되어 있고, 또 하루는 기억력 훈련이 필수적으로 포함되어 있으며, 주의력, 언어기능, 시공간기능, 전두엽기능 중 1개의 인지기능을 함께 훈련할 수 있게 되어 있습니다.

매일 꾸준히 신체적인 운동을 하면 점차 몸에 근육이 생겨 튼튼해지고 건강을 오래도록 유지할 수 있습니다. 마찬가지로 뇌 운동도 매일 꾸준히 하면 뇌에 근육이 만들어집니다. 인지기능 향상에 도움이 되는 문제들을 푸는 것만으로 뇌 기능을 향상할 수 있다는 말입니다. 365일 동안 꾸준히 브레인 피트니스를 실천함으로써 뇌를 튼튼하게 만들고 뇌 건강을 유지하도록 돕는 것이 이 책의 목적입니다.

누구나 손쉽게 뇌를 단련하자!

치매는 눈에 보이지 않게 서서히 진행되며, 뇌에서 문제가 발생한 지 약 10여 년이 지나서야 겉으로 문제가 드러나는 경우가 많습니다. 그렇다면 어떻게 치매를 막을 수 있을까요? 치매 예방의 가장 좋은 길은 남아 있는 건강한 뇌세포를 잘 관리하는 것입니다. 따라서 일찍부터 브레인 피트니스를 시작하는 것이 좋습니다.

≪365 브레인 피트니스≫는 치매 예방을 원하는 분이나 현재의 인지기능을 잘 유지하여 건강한 노후를 보내길 원하는 분들을 위해 만들어졌습니다. '요즘 자꾸 깜박깜박하는데 이게 혹시 치매는 아닐까?', '나중에 내가

혹시 치매 환자가 되는 건 아닐까?'라고 걱정만 하고 계시는 분이 있다면 아직 늦지 않았으니 지금 바로 브레인 피트니스를 시작하시면 됩니다.

매일 20분 정도의 시간을 투자하여 정해진 분량의 문제를 풀어 보세요. 물론 시작이 반이라는 말이 있긴 하지만, 치매 예방 문제집 《365 브레인 피트니스》의 핵심은 "매일", "꾸준히" 하는 것입니다. 매일 꾸준히 해야만 의미 있는 변화가 일어나기 때문에 하루도 빠짐없이 뇌 운동을 하는 것이 중요합니다. 그러기 위해서는 꾸준한 노력이 필요합니다.

이 책에는 다양한 난이도의 문제가 섞여 있기 때문에 어떤 문제는 너무 쉽게 느껴질 수 있고, 또 어떤 문제는 너무 어렵게 느껴질 수도 있습니다. 다양한 난이도의 문제를 풀어 보는 것이 뇌에 자극이 되고 도움이 되므로, 쉬운 문제는 가벼운 마음으로 풀어 보시고 어려운 문제는 도전하는 마음으로 풀어 보시기 바랍니다. 문제를 다 풀기 전에 성급하게 답안지를 보지 마시고, 최대한 답을 찾고자 노력하여 하루의 분량을 다 마친 후에 답을 확인해 보세요. 정답을 맞히는 것도 좋은 훈련이 되지만 왜 틀렸는지 이유를 확인하고 찾아가는 과정 역시 훌륭한 뇌 훈련이 되기 때문에 틀렸다고 실망하거나 좌절하지 않으셨으면 합니다. 열심히 고민해 보아도 틀린 부분이 이해가 되지 않는다면 가족들(배우자, 자녀, 손주 등) 또는 친구에게 질문하여 꼭 이해하고 넘어가세요. 뇌에 더욱 단단한 근육이 생기게 될 것입니다.

치매 예방 문제집 《365 브레인 피트니스》는 한 권당 한 달 동안 풀 수 있는 문제를 담았으며, 총 12권의 책으로 구성될 예정입니다.

부디 이 책을 통해 건강하고 활기찬 노년을 즐기시길 바랍니다.

저자 일동

일러두기 - 꼭 읽어주세요!

1. 《365 브레인 피트니스》는 **한 권당 1개월** 과정입니다.

2. 《365 브레인 피트니스》는 **하루에 3쪽씩** 주의력, 언어기능, 시공간기능, 기억력, 전두엽기능 중 2~3개의 인지기능을 매일 훈련할 수 있는 문제로 만들어졌습니다.

3. 《365 브레인 피트니스》는 **다양한 난이도**의 문제가 섞여 있습니다. 다양한 난이도의 문제를 풀어 보는 것이 뇌에 자극이 되고 도움이 되기 때문입니다.

4. 《365 브레인 피트니스》는 **문제를 다 풀기도 전에 성급하게 답안지를 확인하지 않는 것**을 권합니다. 정답을 맞히는 것도 좋은 훈련이 되지만 왜 틀렸는지 이유를 확인하고 찾아가는 과정 역시 훌륭한 뇌 운동이 될 수 있습니다. 답을 맞히지 못했다고 실망하거나 좌절하지 마시고, 주위 분들에게 질문하여 꼭 이해하고 넘어가세요. 뇌에 더욱 단단한 근육이 생기게 될 것입니다.

5. 《365 브레인 피트니스》는 **"매일"**, **"꾸준히"** 하는 것이 **핵심**입니다. 1년 365일 동안 브레인 피트니스(뇌를 튼튼하게 하는 운동)를 실천함으로써, 건강한 뇌를 유지하는 데 도움을 받으실 수 있을 것입니다.

365 Brain Fitness
365 브레인 피트니스

12

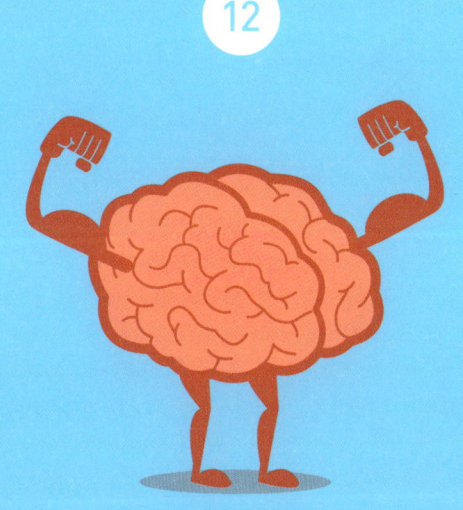

튼튼하고 건강한 뇌를 위해
1년 365일 매일매일 꾸준히 문제를 풀어 보세요!

자, 그럼 시작해볼까요?

1일

날짜: _____년 ___월 ___일 ___요일 날씨: ____
시작 시각: ___시 ___분   마친 시각: ___시 ___분

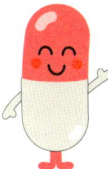 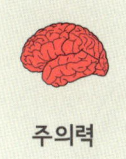
주의력

다음에서 바르게 적은 동물 이름 4개를 찾아 ○ 표시해 보세요.

고구마   꼬끼리   사자

소금   토끼   사과
   오이
보리
   야옹   호앙이
   오리
   백조
타잔   꼬북이
   강쥐   고린라

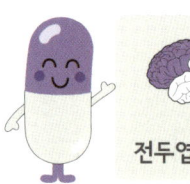

다음 왼쪽 시계에 제시한 시간을 계산하여 오른쪽 시계에 직접 시계 바늘을 그려 넣어 보세요. 그리고 (　　)에 몇 시 몇 분인지 적어 보세요.

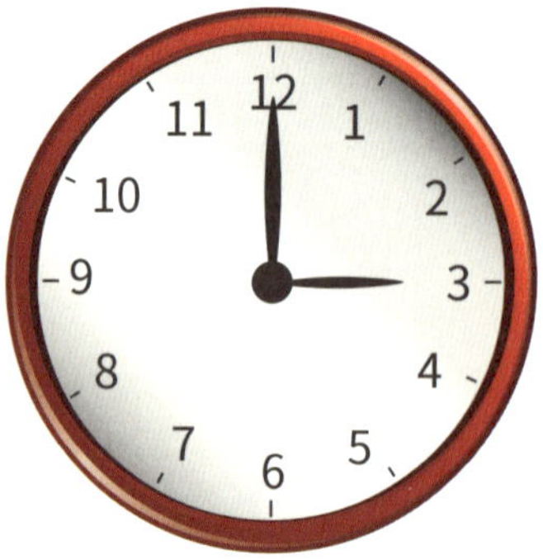

30분 뒤 ➡

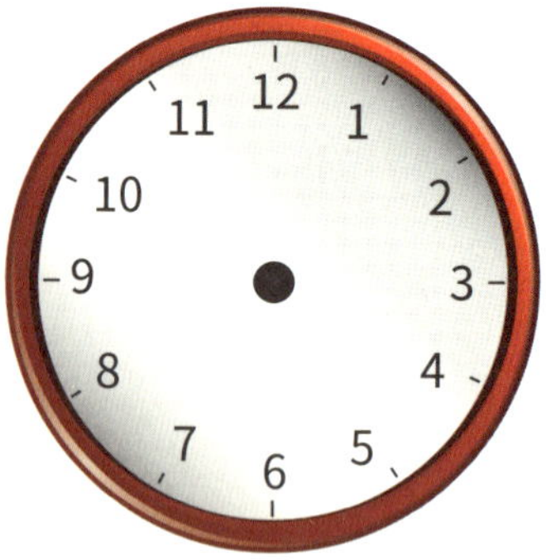

(　　)시 (　　)분

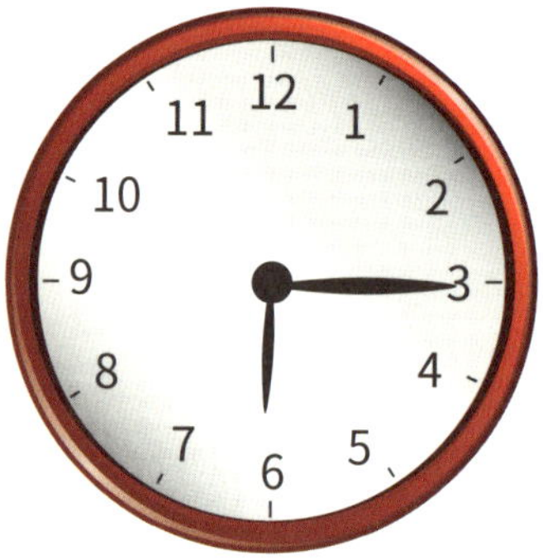

45분 뒤 ➡

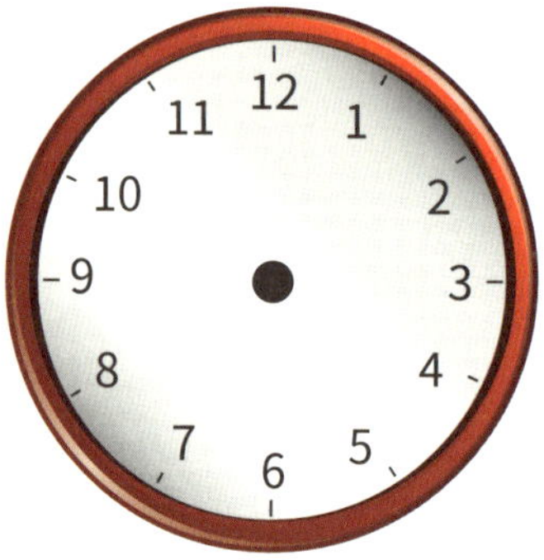

(　　)시 (　　)분

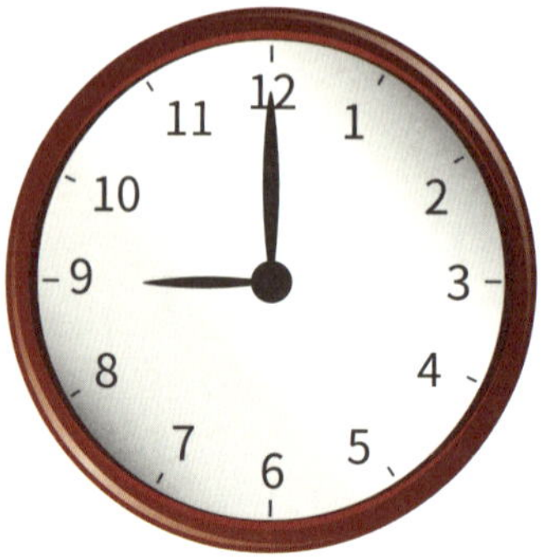

30분 전 ➡

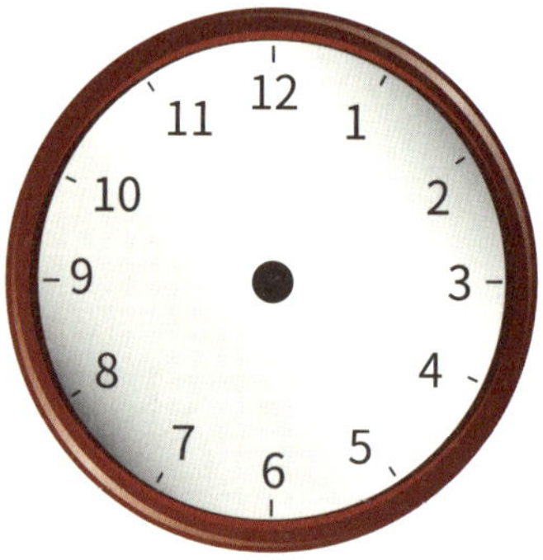

(　　)시 (　　)분

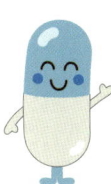 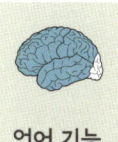

다음 글자를 조합하여 두 글자로 된 단어를 최대한 많이 만들어 적어 보세요.

고	단	오	영	군
밤	수	차	배	플
숲	기	도	항	사
두	도	개	잔	보

2일

날짜: ____ 년 ____ 월 ____ 일 ____ 요일 날씨: ____

시작 시각: ____ 시 ____ 분   마친 시각: ____ 시 ____ 분

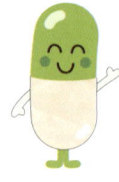
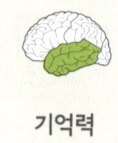
기억력

다음 카드를 잘 기억해 두세요. 그리고 뒷장(28쪽)으로 넘겨 문제를 풀어 보세요.

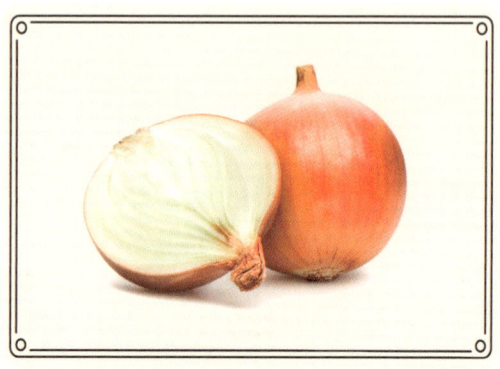
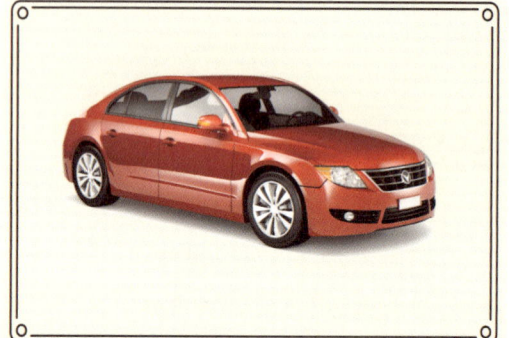
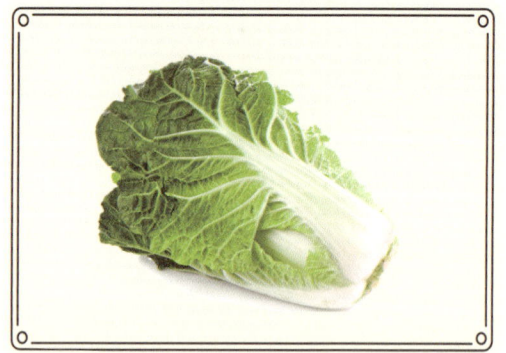
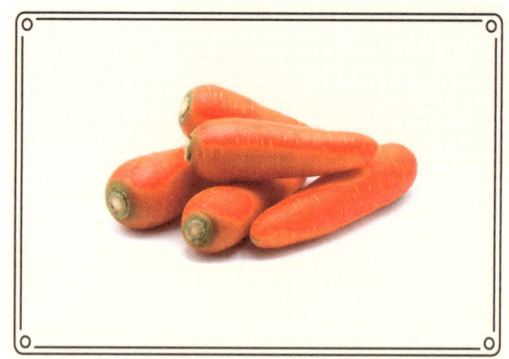
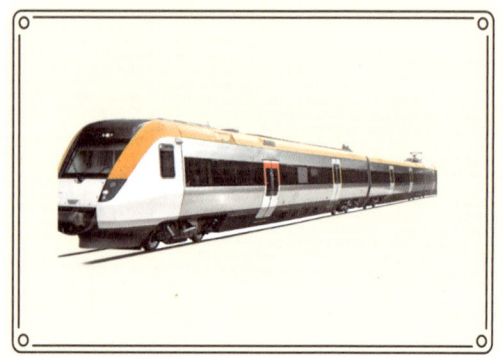
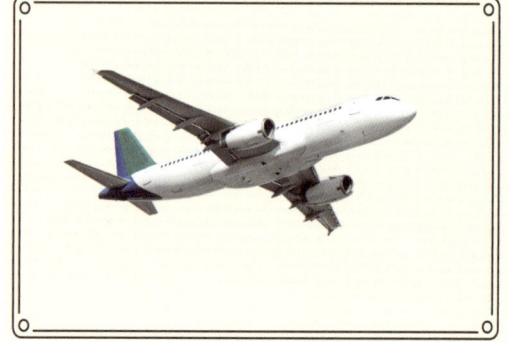

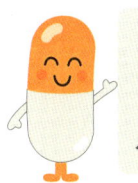
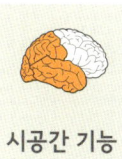

시공간 기능

다음 두 그림을 비교하여 틀린 부분 7군데를 찾아 ○ 표시해 보세요.

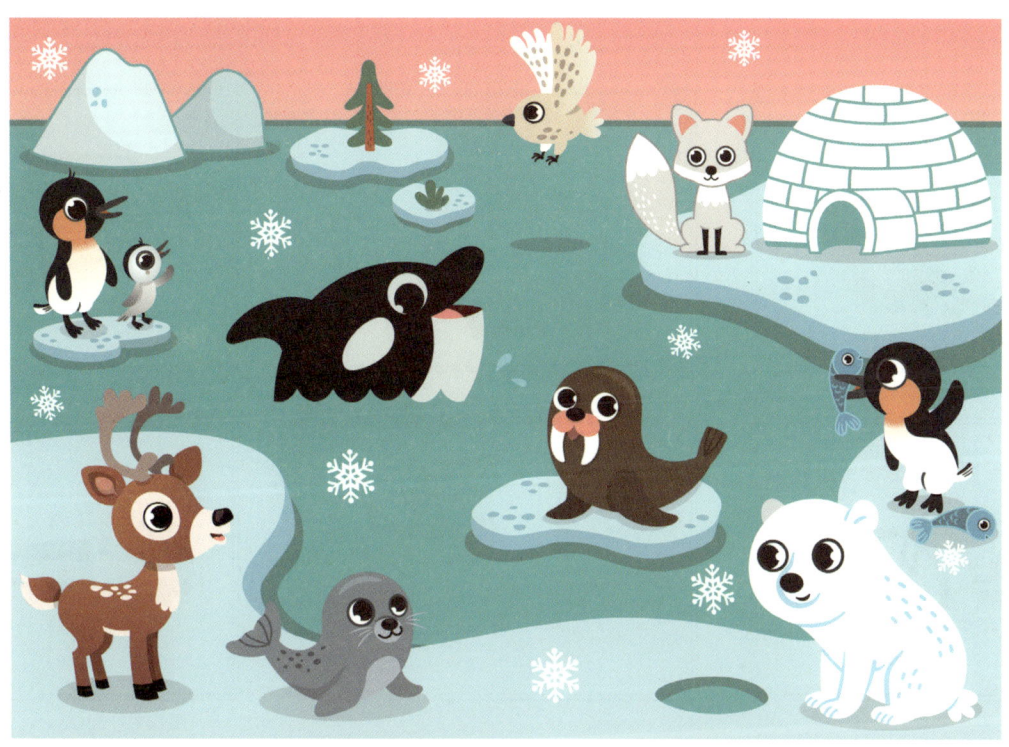
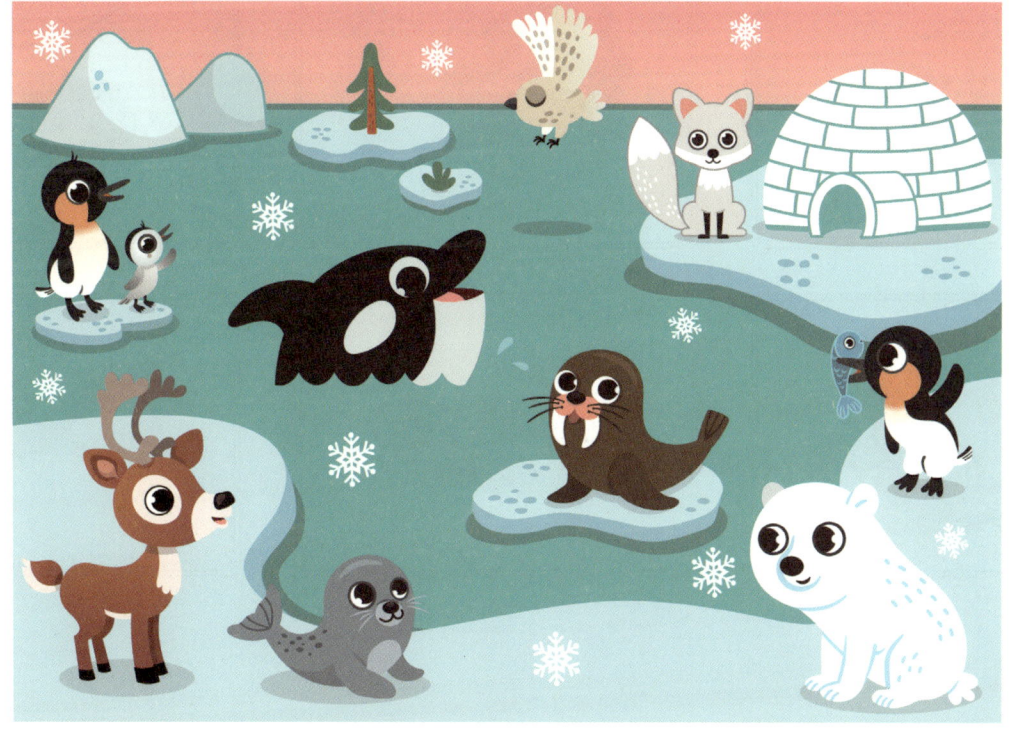

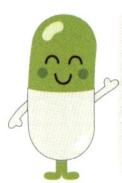 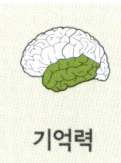

앞 장(26쪽)에 있던 카드가 아닌 것을 찾아 ○ 표시해 보세요.

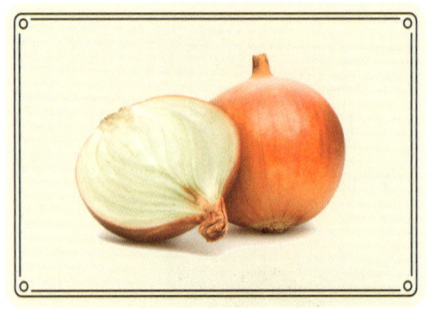 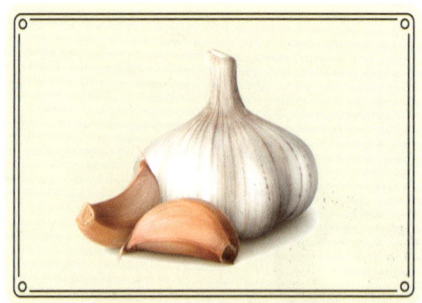 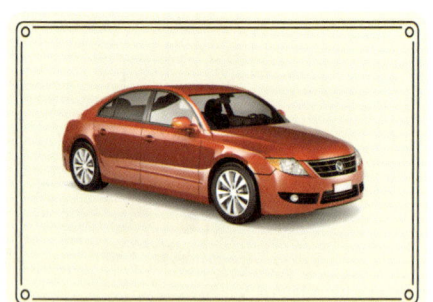
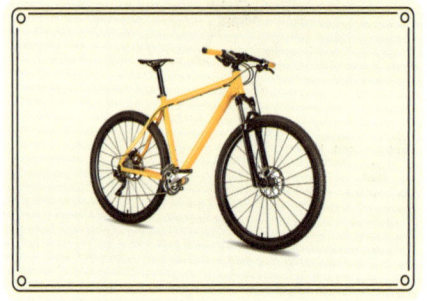 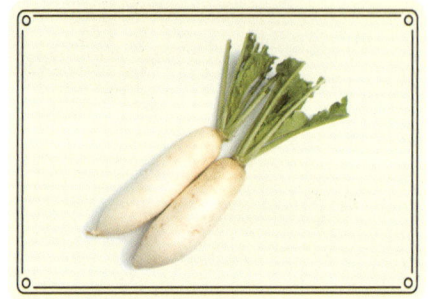 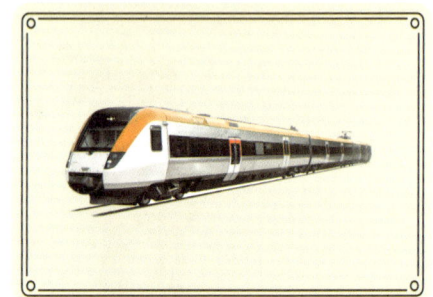
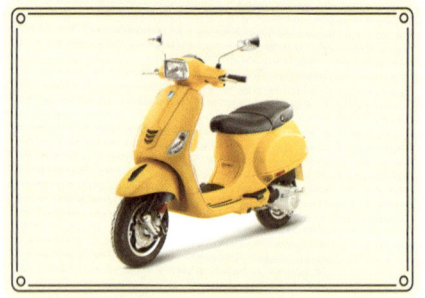 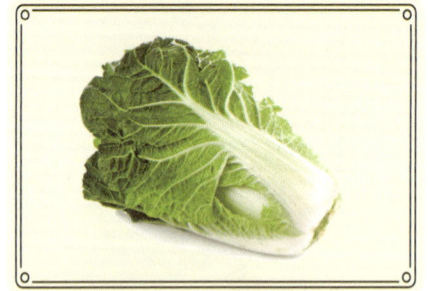 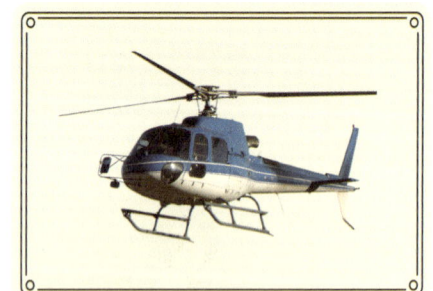
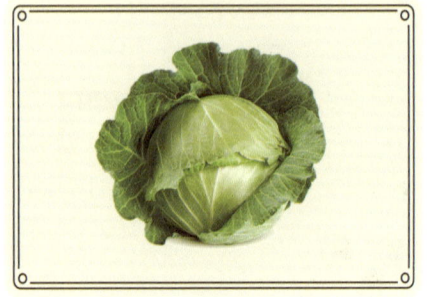 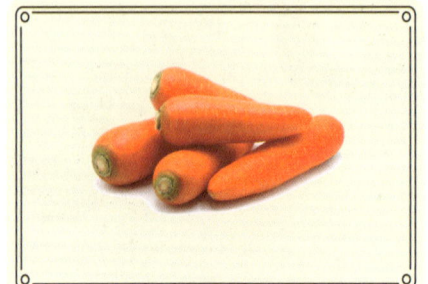 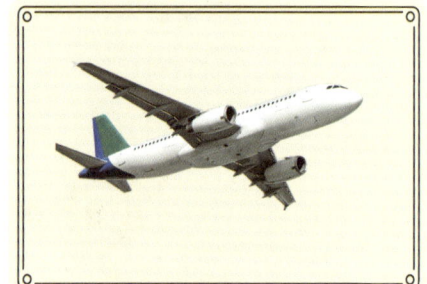

3일

날짜: _____ 년 _____ 월 _____ 일 _____ 요일 날씨: _____
시작 시각: _____ 시 _____ 분 마친 시각: _____ 시 _____ 분

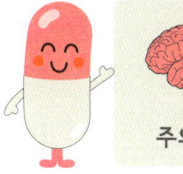

다음에서 ㄱ과 ㄴ의 개수를 세어 적어 보세요.

ㄱ (   ) 개   ㄴ (   ) 개

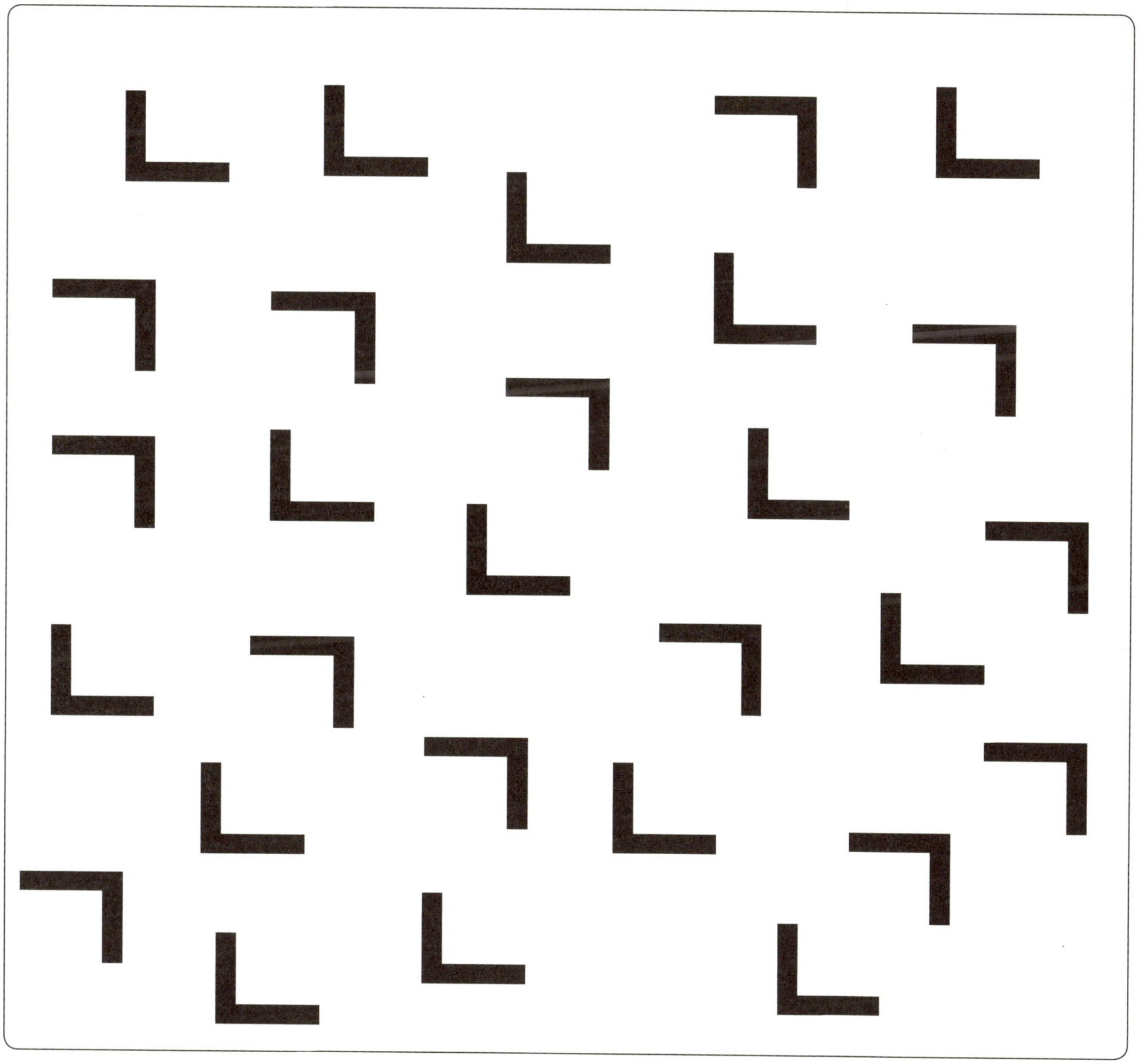

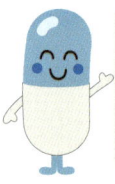 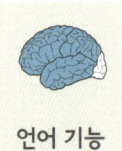

언어 기능

다음 제시어('새'와 '음식')와 관계되는 단어를 생각나는 대로 12개씩 적어 보세요.

제시어 새

제시어 음식

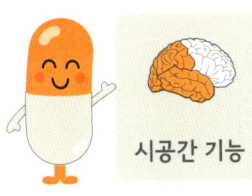

다음 그림을 보고 서로 맞물릴 수 있는 조각끼리 선으로 연결해 보세요.

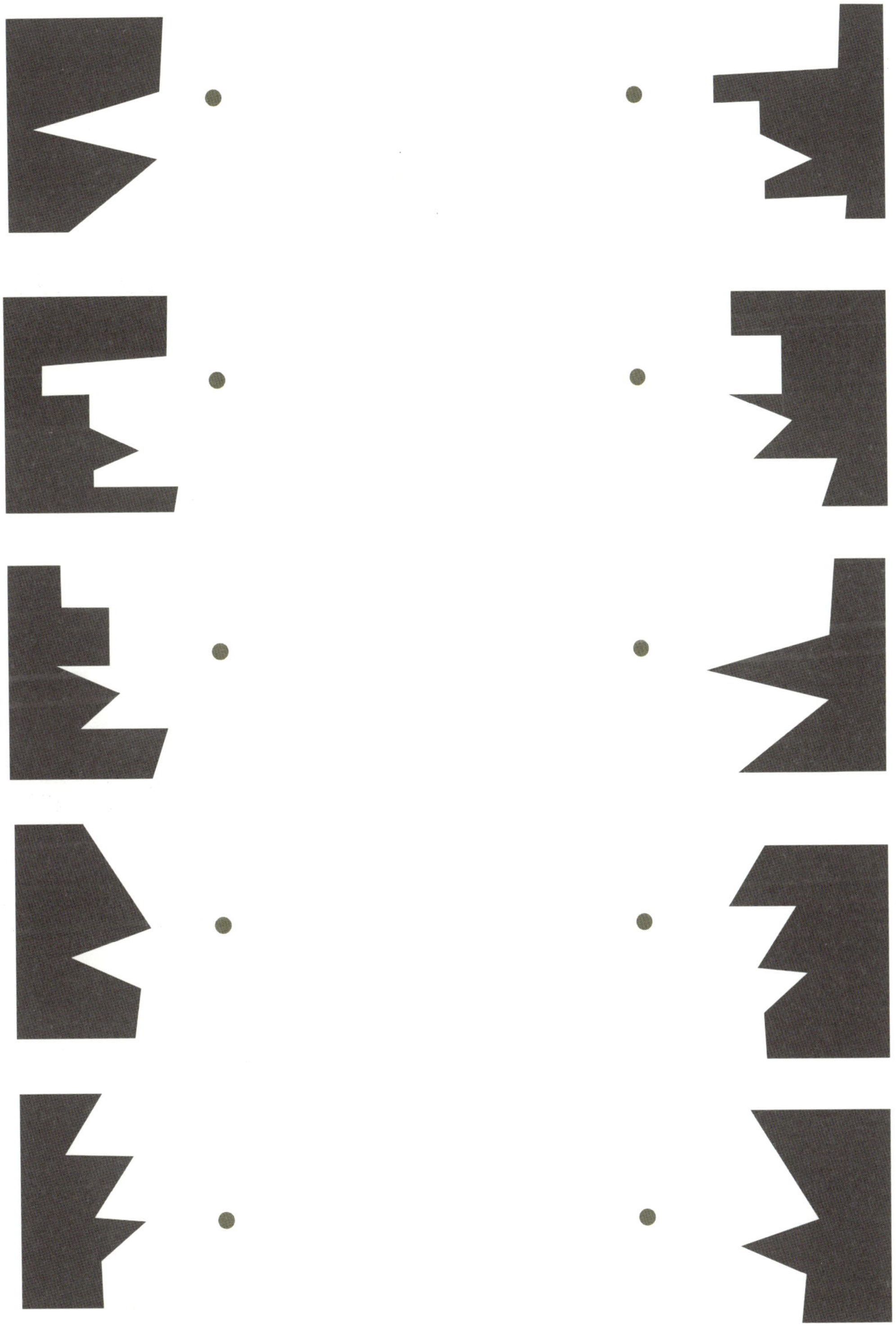

4일

날짜: _____ 년 ___ 월 ___ 일 ___ 요일 날씨: _____
시작 시각: ___ 시 ___ 분   마친 시각: ___ 시 ___ 분

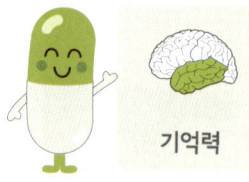

다음 두 사람의 전화 번호를 외우면서 해당 숫자 칸을 칠해 보세요. 전화기 번호의 위치를 같이 외운다면 훨씬 기억하기 쉬워진답니다. 잘 기억해 두세요.

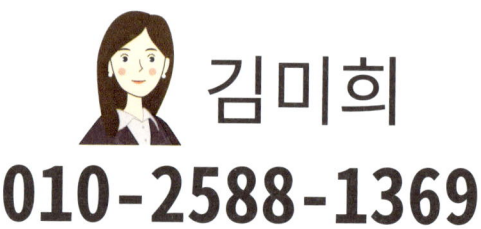

김미희
010-2588-1369

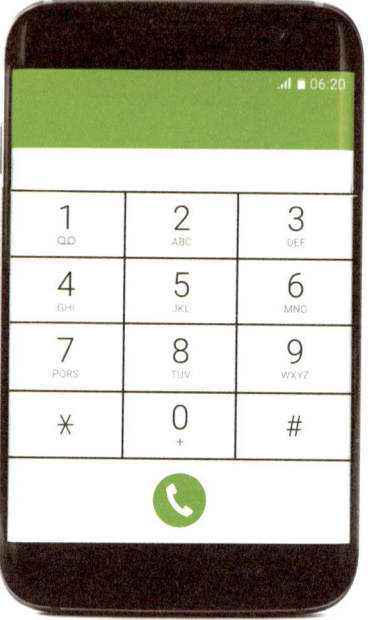

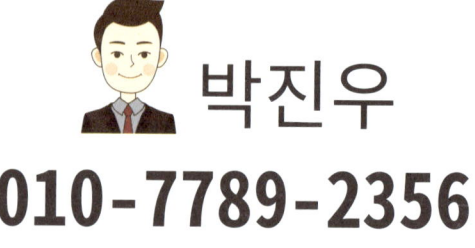

박진우
010-7789-2356

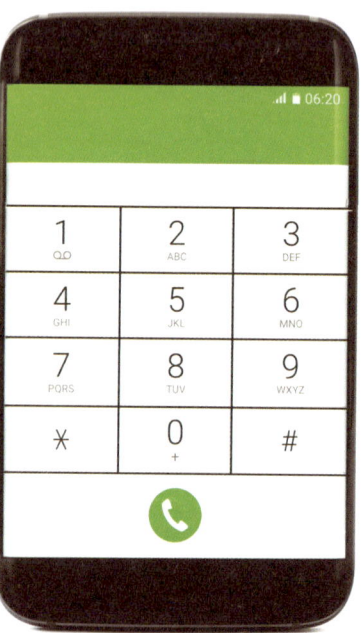

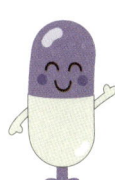 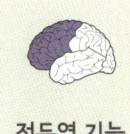
전두엽 기능

다음은 '빨래 하기' '편지 보내기'의 행동입니다. 순서에 맞게 □에 번호를 적어 보세요.

1. **빨래하기** □ □ □ □ □

① 옷과 세제를 세탁기에 넣는다.

② 빨래통에서 옷을 꺼내어 색깔 옷과 흰옷을 분리한다.

③ 빨래를 꺼내 건조대에 하나씩 널어준다.

④ 세탁기 코스를 선택해서 누른 후 작동시킨다.

⑤ 옷을 하나씩 개어서 각각의 서랍에 넣어준다.

2. **편지 보내기** □ □ □ □ □

① 잘 접어서 편지 봉투에 넣는다.

② 주소를 쓰고 우표를 붙인다.

③ 우체국에 가서 편지를 우체통에 넣는다.

④ 편지지에 편지를 쓴다.

⑤ 풀을 이용해서 봉투를 잘 밀봉한다.

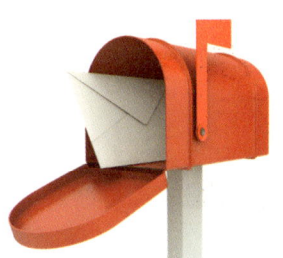

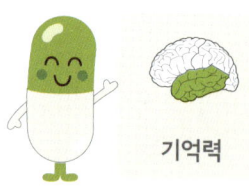 기억력

앞 장(32쪽)에서 김미희 님과 박진우 님의 전화번호를 외웠습니다. 전화기 번호판을 보면서 기억해 둔 번호를 적어 보세요.

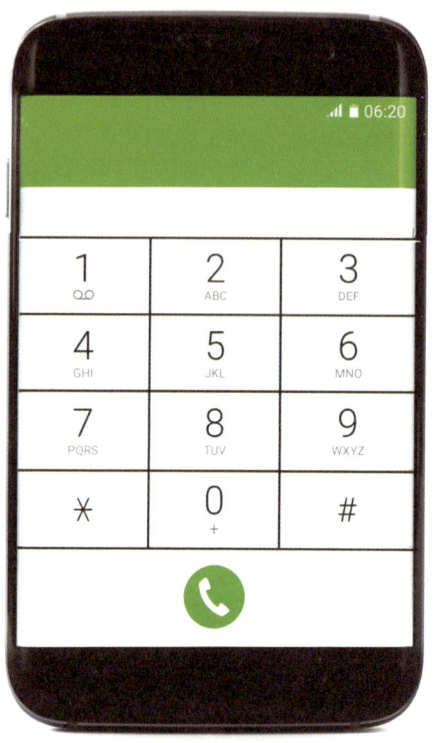

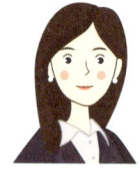 김미희 010 - (   ) - (   )

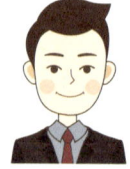 박진우 010 - (   ) - (   )

5일

날짜: _____ 년 ___ 월 ___ 일 ___ 요일 날씨: _____
시작 시각: ___ 시 ___ 분   마친 시각: ___ 시 ___ 분

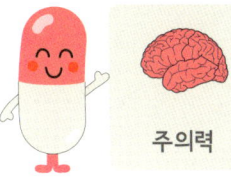

다음 **보기** 를 보고 아래의 문제를 풀어 보세요.

보기

1. 빨간색 숫자 5는 모두 몇 개인가요?   (   ) 개

2. 초록색 숫자 3은 모두 몇 개인가요?   (   ) 개

3. 파랑색 숫자 2는 모두 몇 개인가요?   (   ) 개

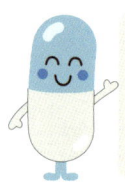 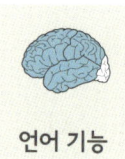 다음 글을 읽고 행동해야 할 순서를 (   ) 안에 적어 보세요.

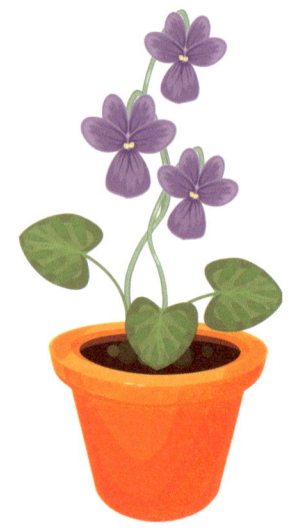

① 씨앗을 화분에 심어요.
② 화분, 삽, 씨앗, 물뿌리개를 준비해요.
③ 화분의 흙을 잘 정리하고 물을 뿌려요.
④ 흙을 삽으로 퍼서 화분에 넣어요.

(   ) (   ) (   ) (   )

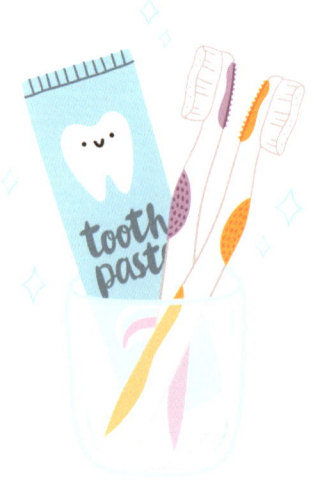

① 칫솔과 치약, 컵을 준비해요.
② 구석 구석 칫솔로 이를 닦아요.
③ 칫솔에 치약을 짜요.
④ 컵에 물을 받아서 물로 입을 헹궈요.

(   ) (   ) (   ) (   )

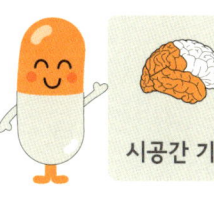

다음 그림에서 1~80까지의 숫자를 연결해 그림을 완성해 보세요.

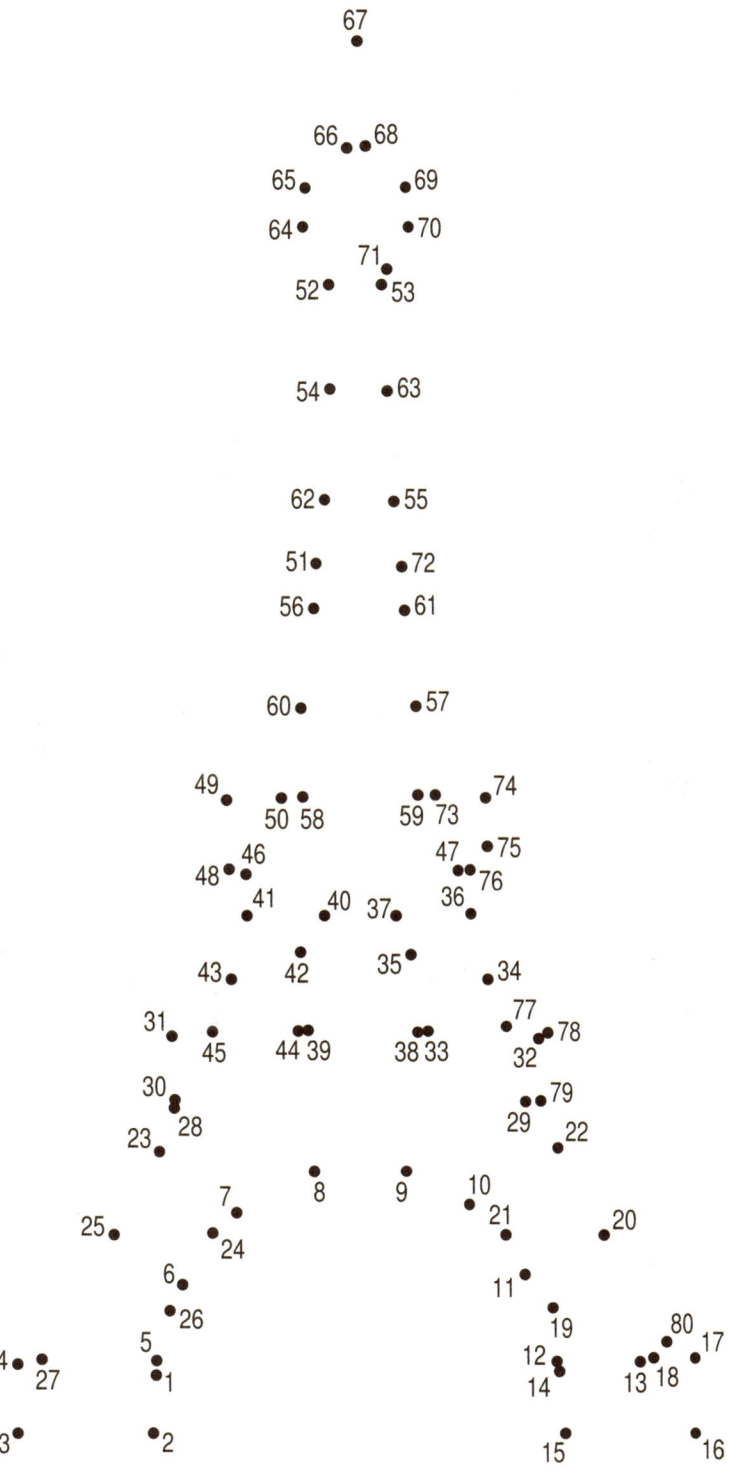

6일

날짜: ____년 ____월 ____일 ____요일 날씨: ____
시작 시각: ____시 ____분   마친 시각: ____시 ____분

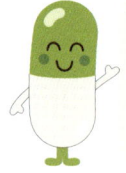 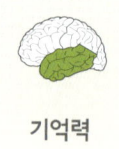
기억력

다음 그림의 위치와 모양을 잘 기억한 후에 뒷장(40쪽)으로 넘겨 문제를 풀어 보세요.

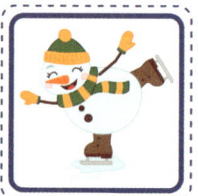     

     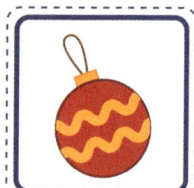

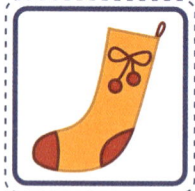     

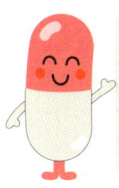 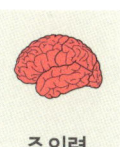
주의력

다음 컵의 깨진 조각을 보기 에서 찾아 (   )에 번호를 적어 보세요.

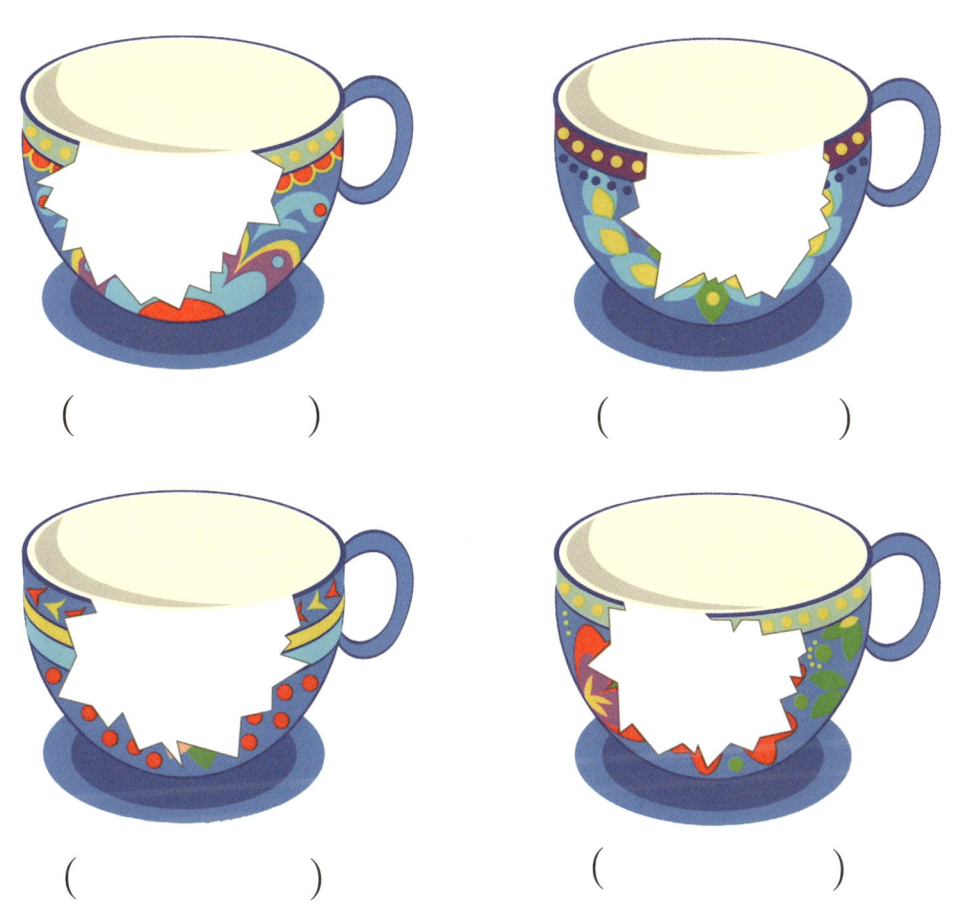

(   )   (   )

(   )   (   )

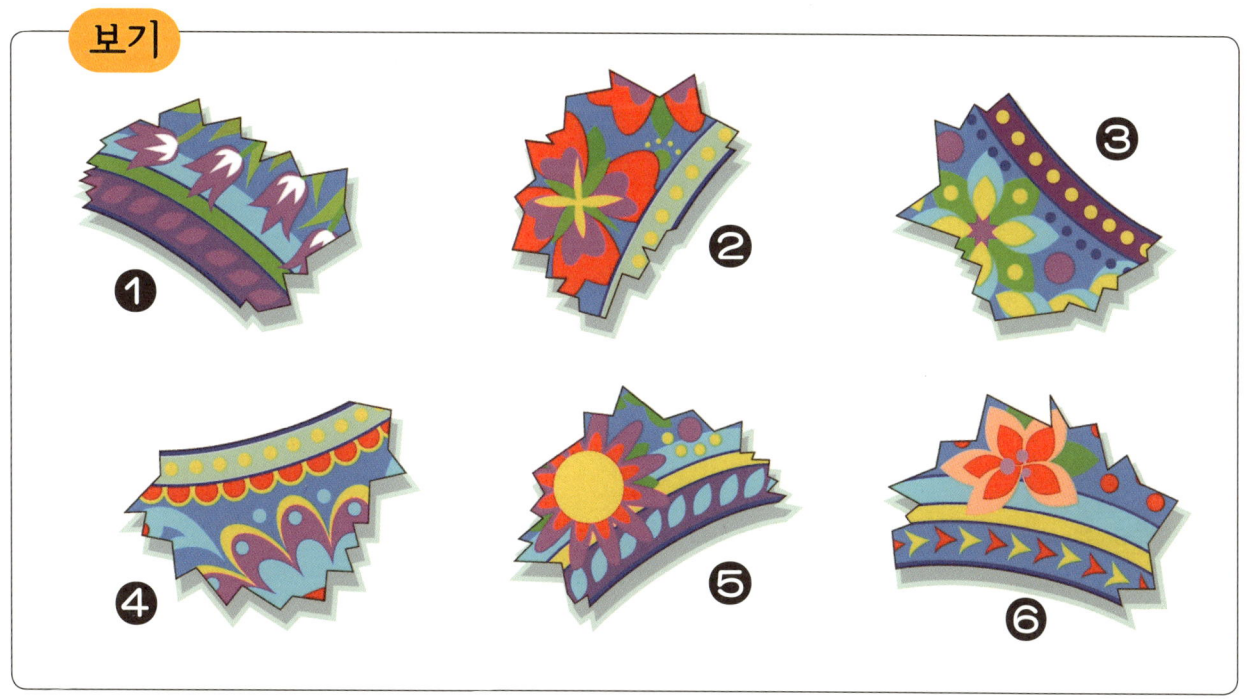

보기

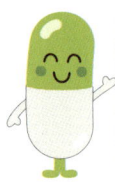 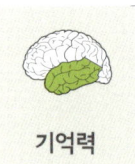

앞 장(38쪽)에서 본 그림을 기억하여 ?에 들어갈 그림을 보기에서 찾아 번호를 적어 보세요.

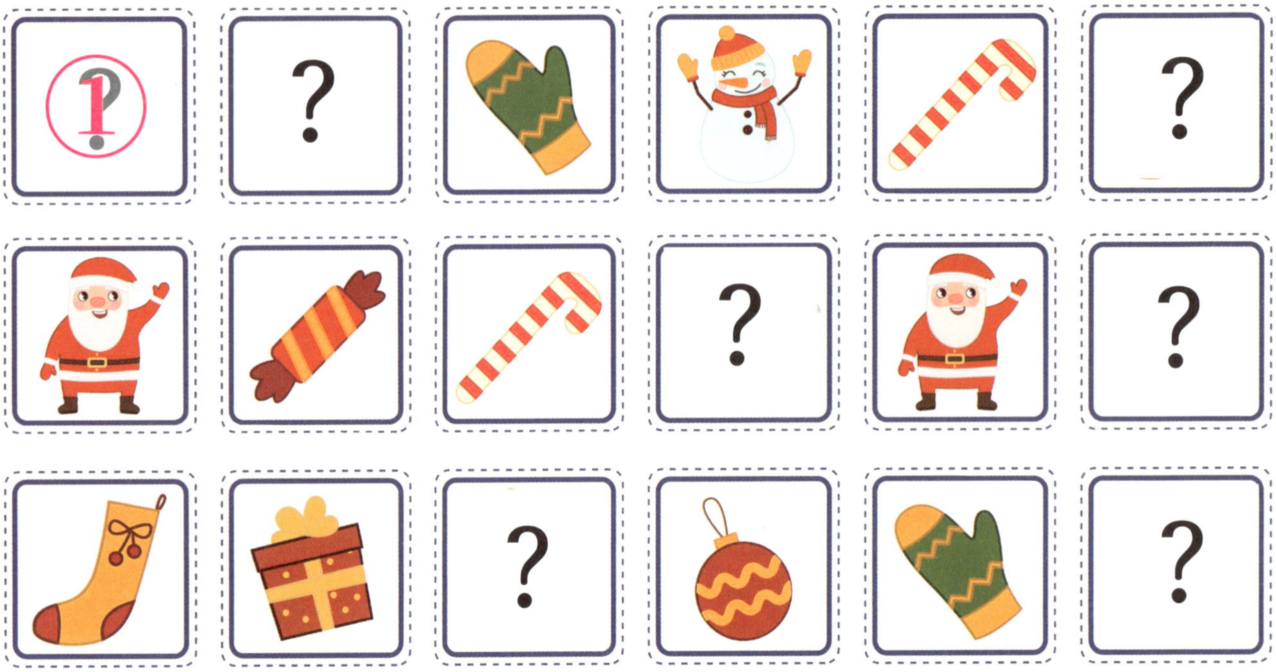

보기

① ② 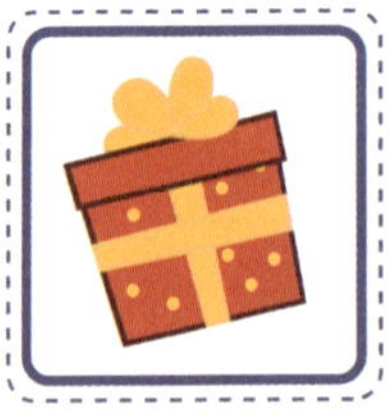 ③ 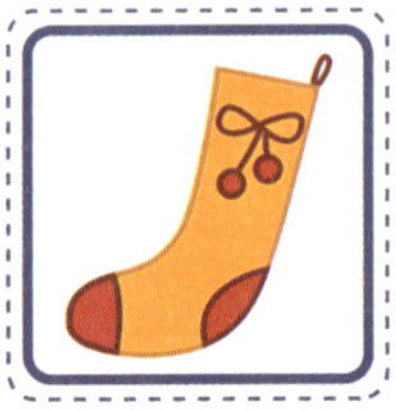 ④ 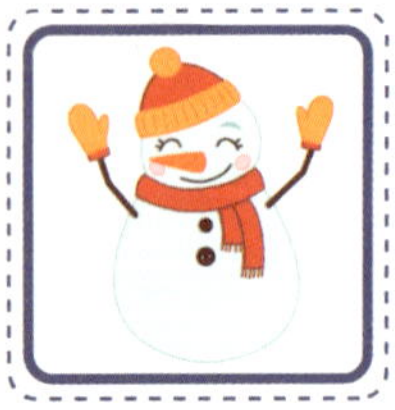
⑤ 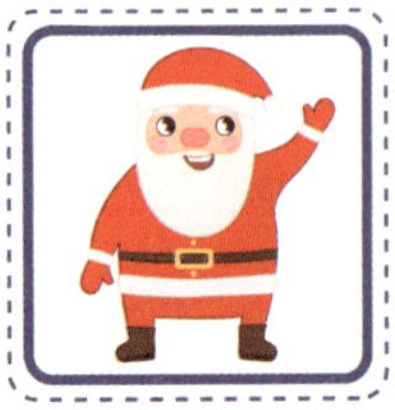 ⑥ 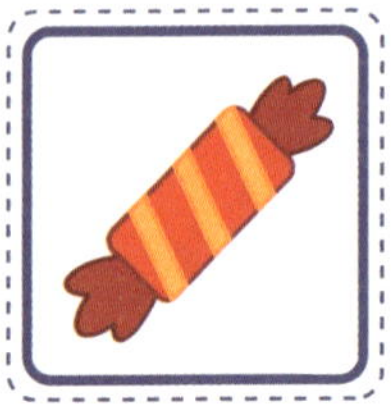 ⑦ 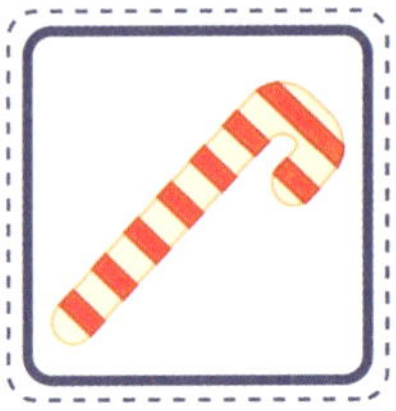 ⑧

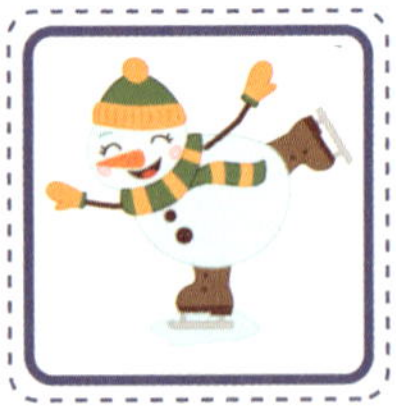

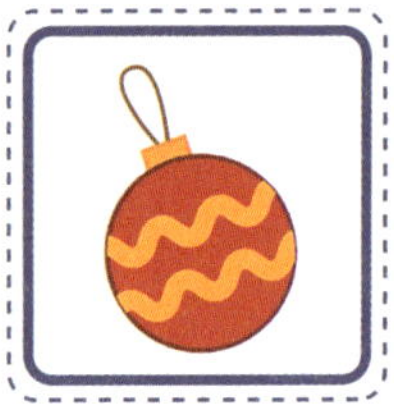

7일

날짜: _____ 년 _____ 월 _____ 일 _____ 요일   날씨: _____
시작 시각: _____ 시 _____ 분   마친 시각: _____ 시 _____ 분

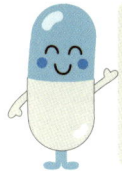 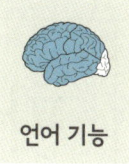

다음 단어와 맞는 설명을 찾아 선으로 연결해 보세요.

암석 •

• 동물, 식물, 세균 따위의 살아있는 세포에 기생하고, 세포 안에서만 증식이 가능한 비세포성 생물. 코로나 ○○○○.

바이러스 •

• 소금에 절인 배추나 무 따위를 고춧가루, 파, 마늘 따위의 양념에 버무린 뒤 발효를 시킨 음식.

로봇 •

• 우유 속에 있는 단백질을 뽑아 응고 발효시킨 식품.

치즈 •

• 지각을 구성하고 있는 단단한 물질. 유의어로는 돌, 바윗돌, 바위이다.

김치 •

• 인간과 비슷한 형태를 가지고 걷기도 하고 말도 하는 기계장치.

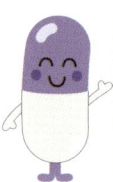 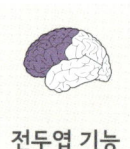
전두엽 기능

맨 왼쪽 단어의 범주에 해당되지 않는 것을 찾아 ◯ 표시해 보세요.

1. | 바다 | 해변 | 구름 | 모래 | 파도 |

2. | 날씨 | 구름 | 바람 | 향기 | 비 |

3. | 공구 | 도끼 | 톱 | 나무 | 드릴 |

4. | 꽃 | 민들레 | 장미 | 복숭아 | 국화 |

5. | 가구 | 쿠션 | 의자 | 침대 | 식탁 |

6. | 색깔 | 노랑 | 초록 | 빨강 | 물감 |

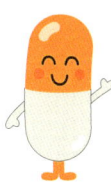 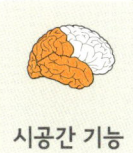

맨 왼쪽에 있는 그림과 똑같은(모양, 방향) 그림을 찾아 ○ 표시해 보세요.

1.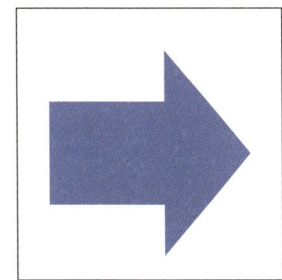

2.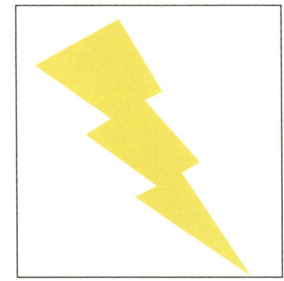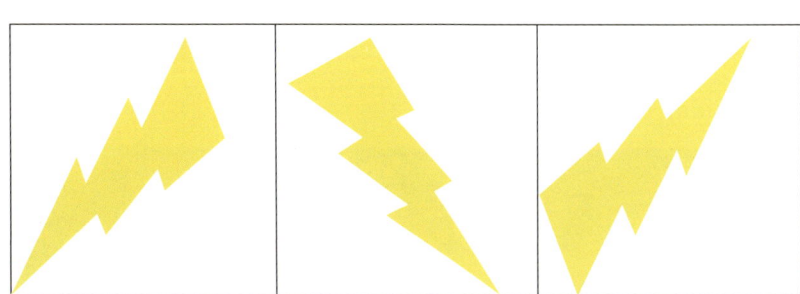

3.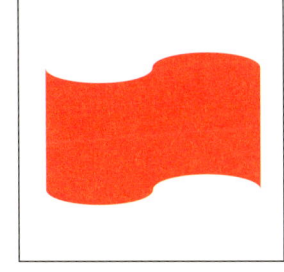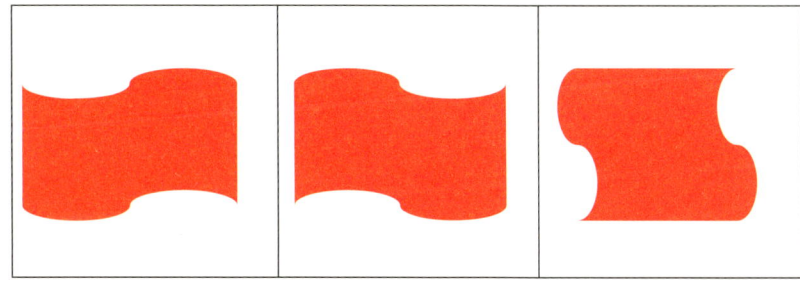

4.

8일

날짜: _____ 년 ____ 월 ____ 일 ____ 요일   날씨: _____
시작 시각: ____ 시 ____ 분   마친 시각: ____ 시 ____ 분

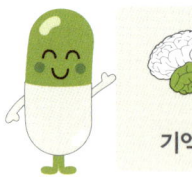

기억력

우리는 가끔 물건을 둔 곳을 잊어 버려요. 다음 소지품을 놓아둔 곳을 잘 기억해 두세요.

보기

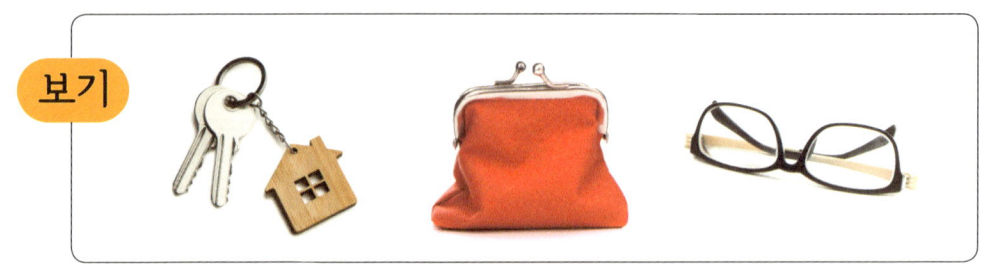

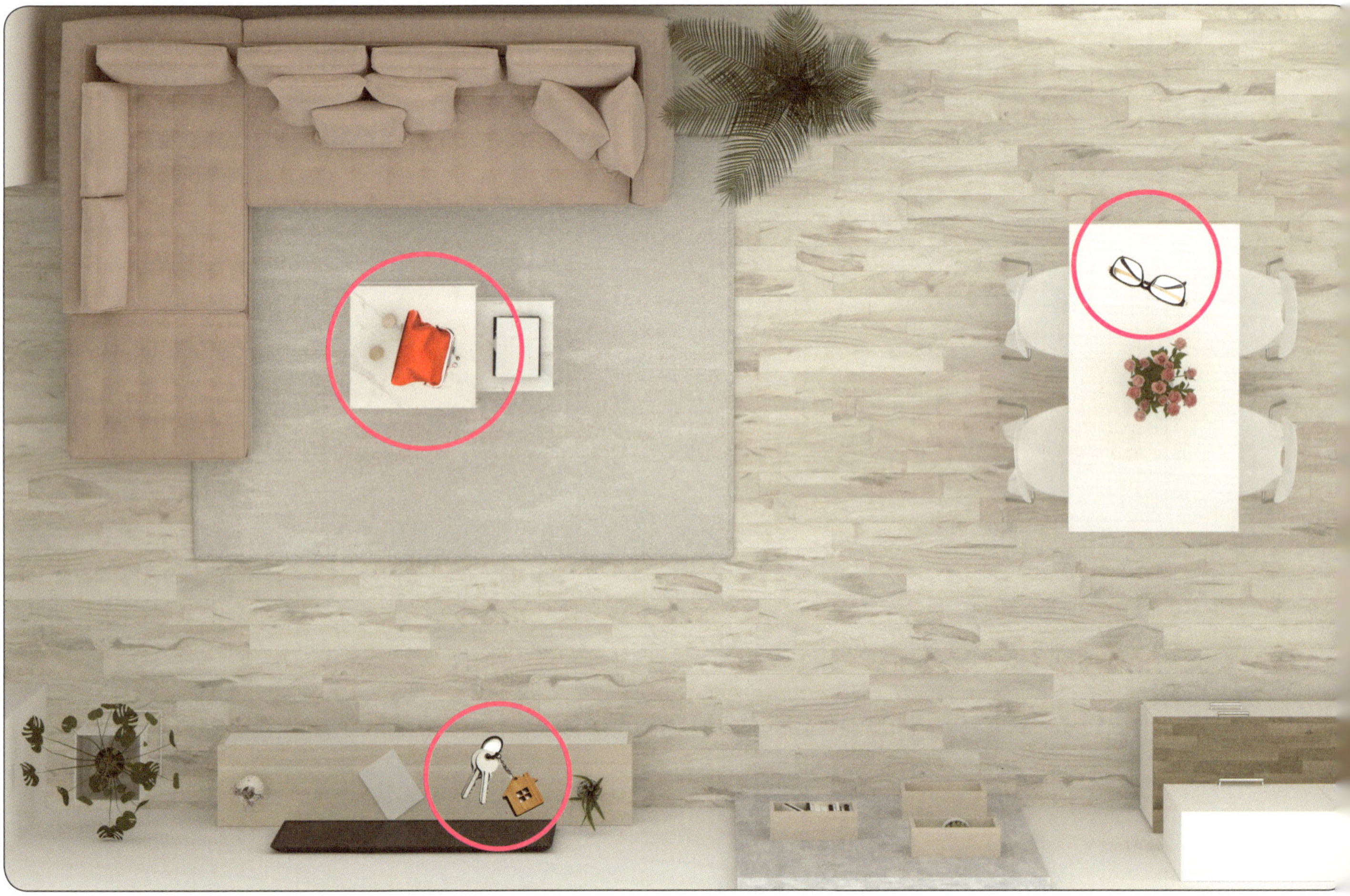

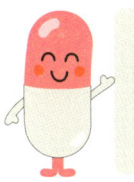 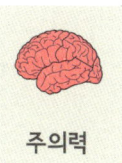

다음에서 모양과 색깔이 똑같은 자동차를 찾아 ○ 표 시해 보세요.

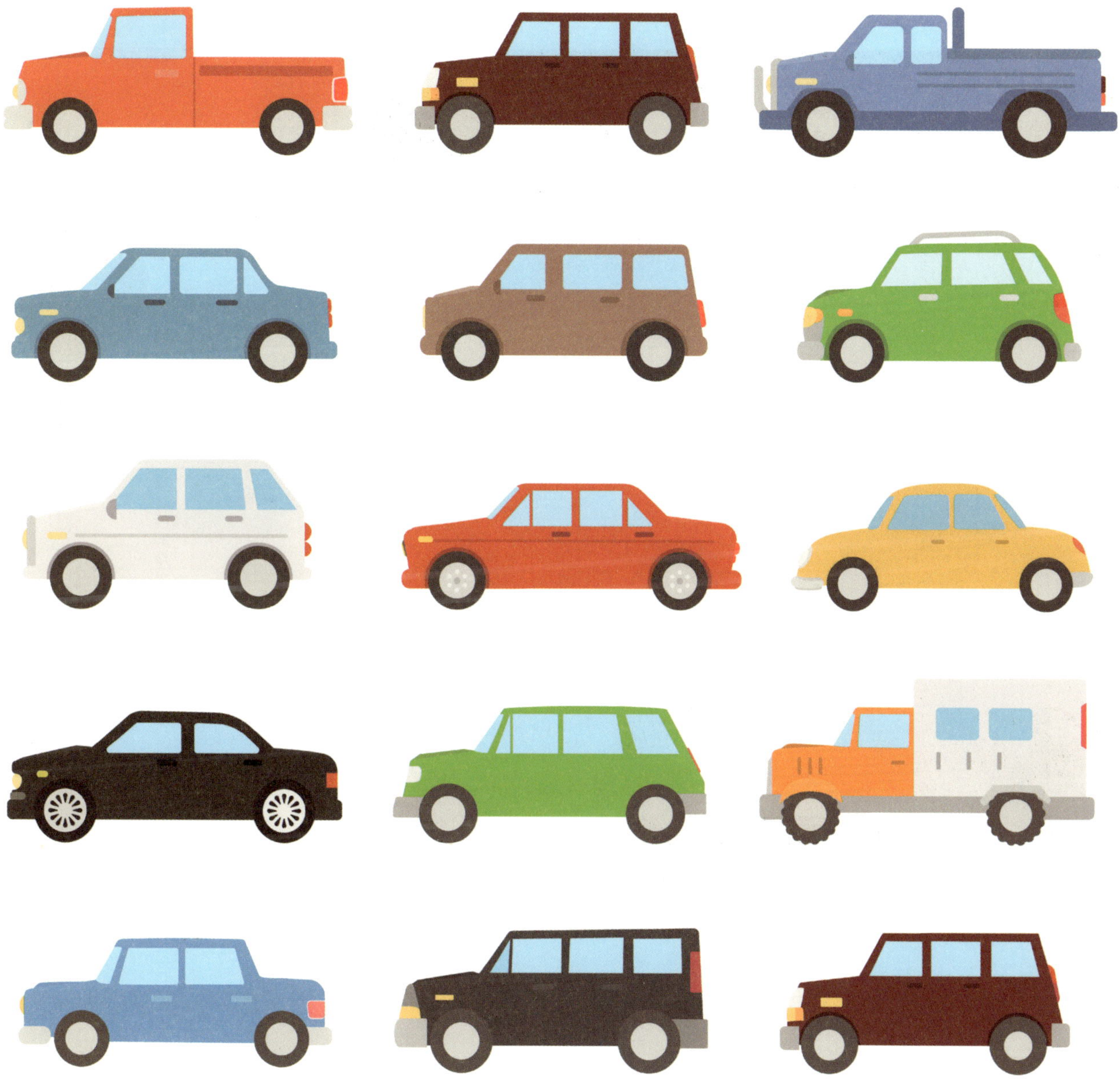

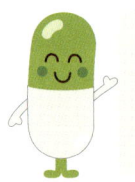 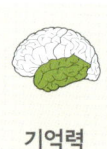 기억력

앞 장(44쪽)에서 소지품을 놓아둔 장소를 떠올리며 ⬤에 소지품 이름을 적어 보세요.

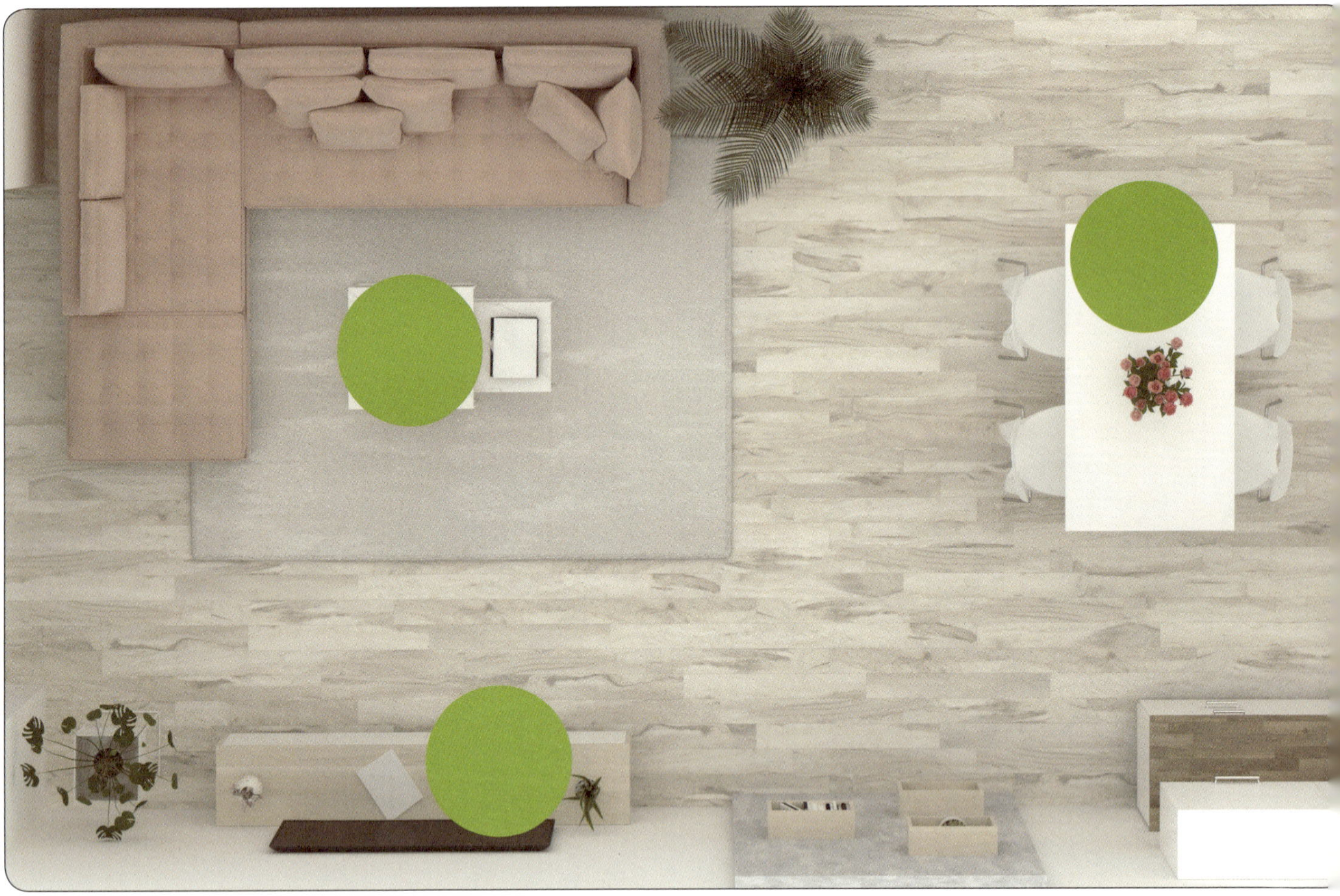

9일

날짜: _____년 ___월 ___일 ___요일 날씨: ___
시작 시각: ___시 ___분   마친 시각: ___시 ___분

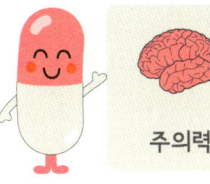
주의력

다음에서 글자 '강'이 모두 몇 개인지 세어 적어 보세요.
(   ) 개

강	깅	강	강	깅	강
깅	강	깅	깅	강	깅
강	깅	강	깅	깅	깅
깅	강	깅	강	강	강
강	깅	깅	강	깅	강
깅	깅	강	깅	깅	깅
깅	강	깅	깅	강	깅
강	깅	강	깅	깅	강

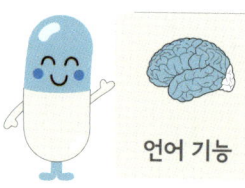

다음 제시한 자음의 과일 이름을 적어 보세요.

ㅍ	ㄷ	➡		
ㅋ	ㅇ	➡		
ㅈ	ㄷ	➡		
ㅅ	ㅂ	➡		
ㄸ	ㄱ	➡		

ㅂ	ㄴ	ㄴ	➡			
ㅂ	ㅅ	ㅇ	➡			
ㅇ	ㄹ	ㅈ	➡			

시공간 기능

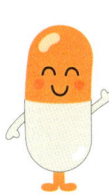

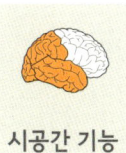

다음 그림을 색칠해 보세요. 단, 주어진 수식을 계산하고 그 답에 해당하는 색을 칠하셔야 합니다.

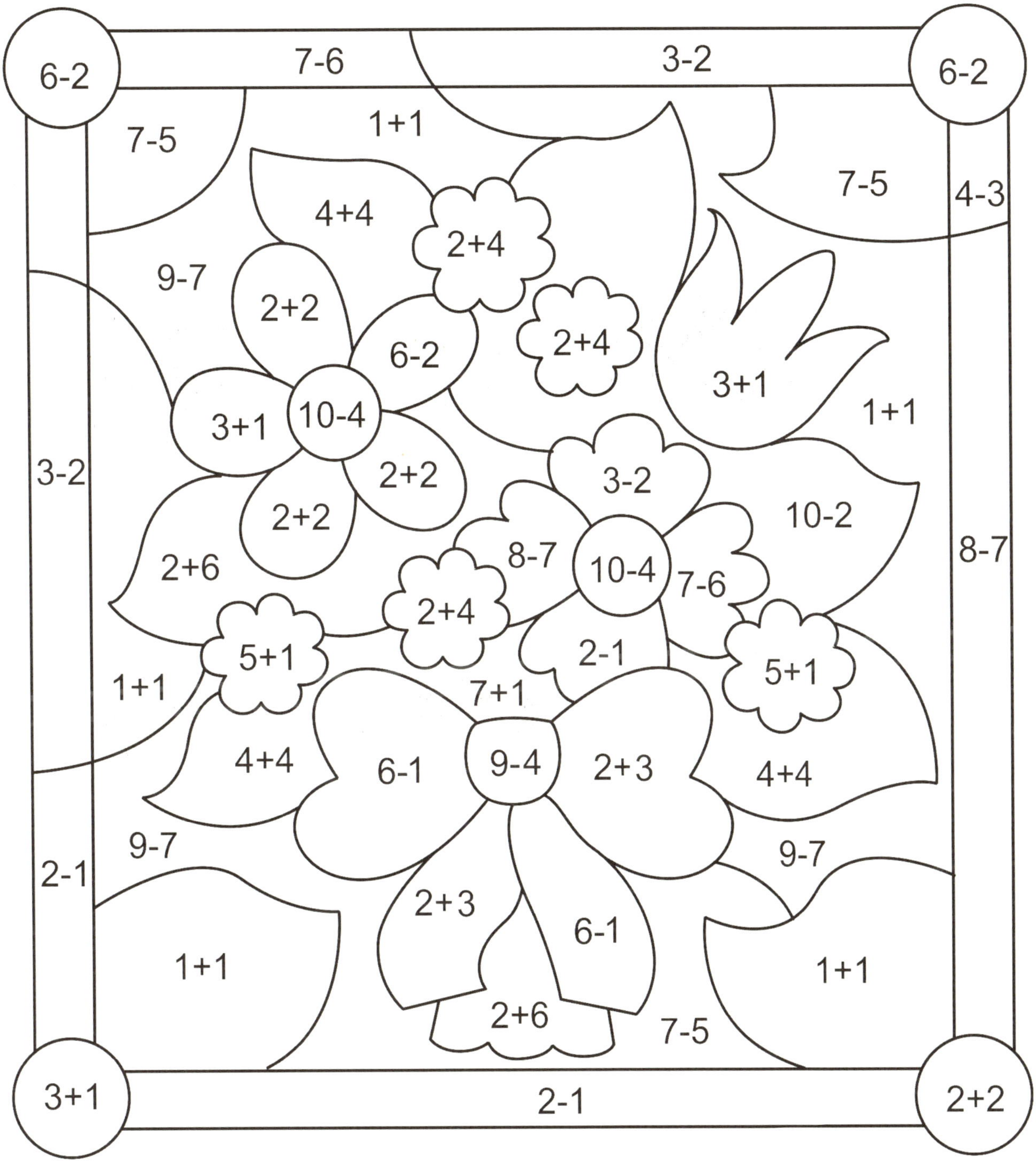

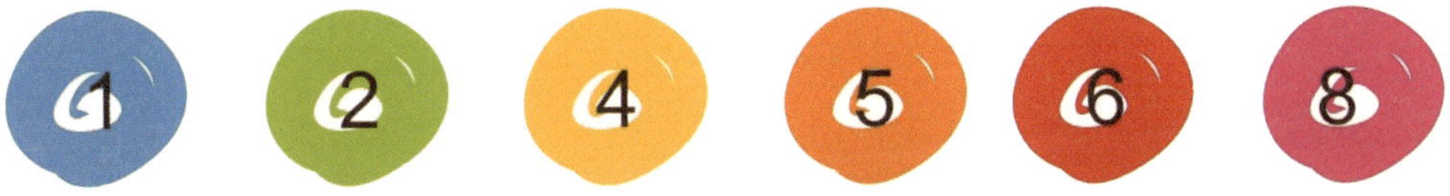

10일

날짜: _____ 년 _____ 월 _____ 일 _____ 요일   날씨: _____
시작 시각: _____ 시 _____ 분   마친 시각: _____ 시 _____ 분

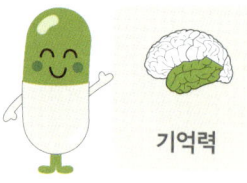

우리 동네 마트에서 여러가지 물건을 할인하여 판매하고 있네요. 사고 싶은 물건 3개를 고르고 각 물건의 가격을 네모 칸에 적고 기억해 두세요.

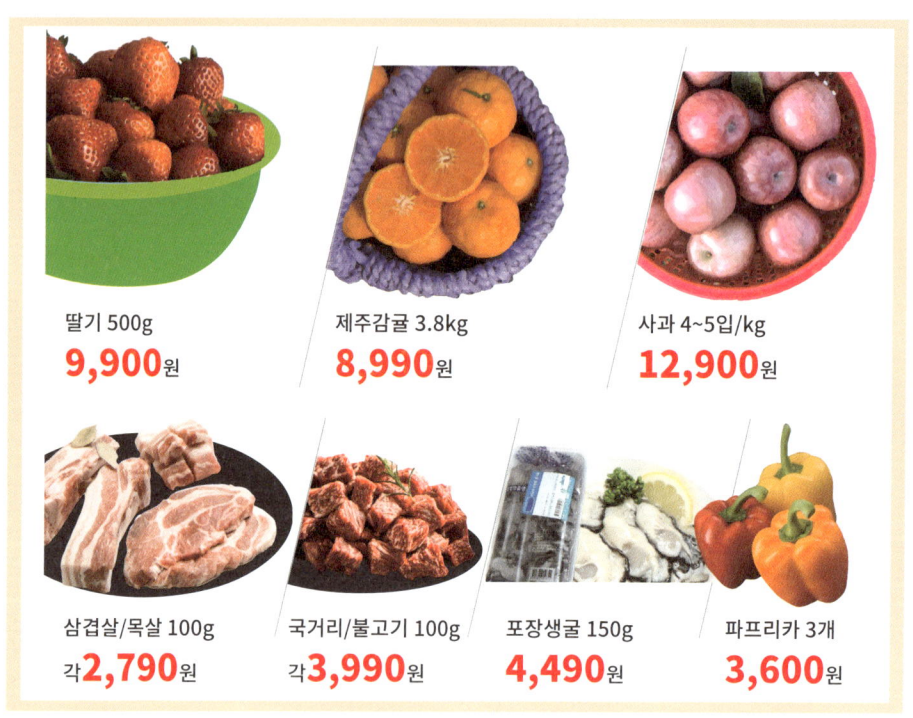

물건 이름	물건 가격

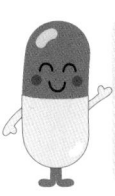
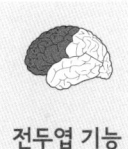
전두엽 기능

다음에 해당하는 단어를 각각 10개 이상 네모 칸에 적어 보세요.

1. 한 글자 단어

2. 두 글자 단어

3. 세 글자 단어

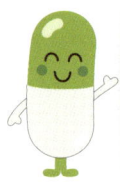 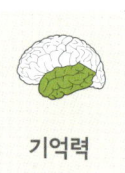

기억력

앞 장(50쪽)에서 3개의 물건을 골랐습니다. 본인이 선택한 물건의 이름과 가격을 □에 적어 보세요.

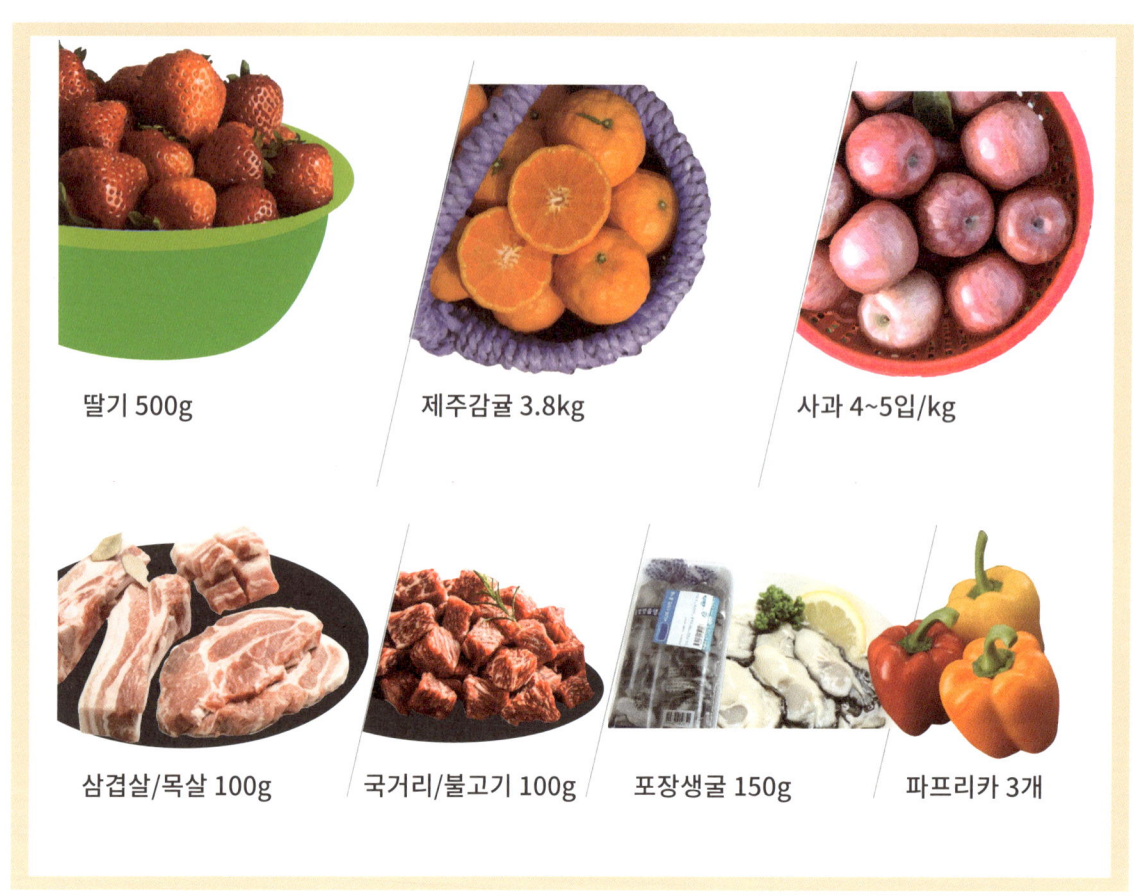

물건 이름	물건 가격

11일

날짜: _____ 년 _____ 월 _____ 일 _____ 요일   날씨: _____
시작 시각: _____ 시 _____ 분   마친 시각: _____ 시 _____ 분

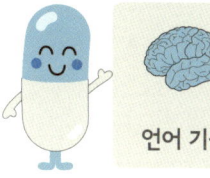
언어 기능

다음 보기 처럼 각각의 문장에서 "무엇을 하는"에 해당하는 부분에 밑줄을 그어 보세요.

> **보기**
>
> 은정이는 어제 너무 피곤해서 12시간 동안 <u>잠을 잤어요</u>.

1. 선우는 지금 분식집에서 떡볶이를 먹고 있어요.

2. 고래가 입을 쩌억 벌리고 하품을 하고 있어요.

3. 서영이와 친구들이 바닷가에서 신나게 수영을 해요.

4. 아침에 닭이 "꼬끼오"하고 우는 소리에 깜짝 놀라 일어나요.

5. 엄마는 동생과 사이좋게 노는 모습을 보고 크게 칭찬해 주셨어요.

6. 할머니는 놀이터에서 놀고 있는 손자를 보며 웃고 계세요.

7. 갑자기 비가 쏟아져서 사람들이 편의점에 들어가 우산을 사요.

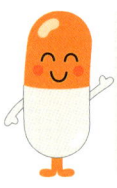 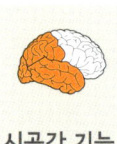 시공간 기능

다음 그림을 180°로 돌렸을 때 어떤 모양이 될까요? 답에 ◯ 표시해 보세요.

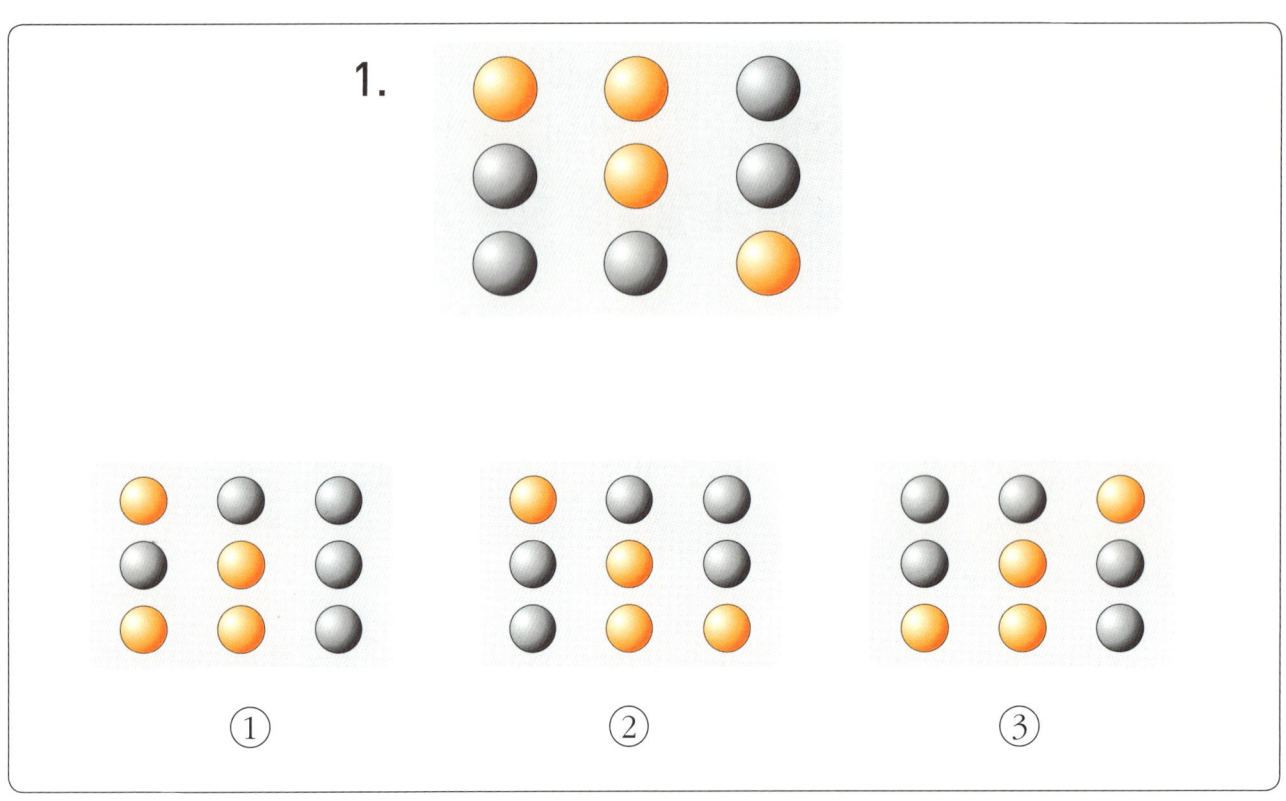

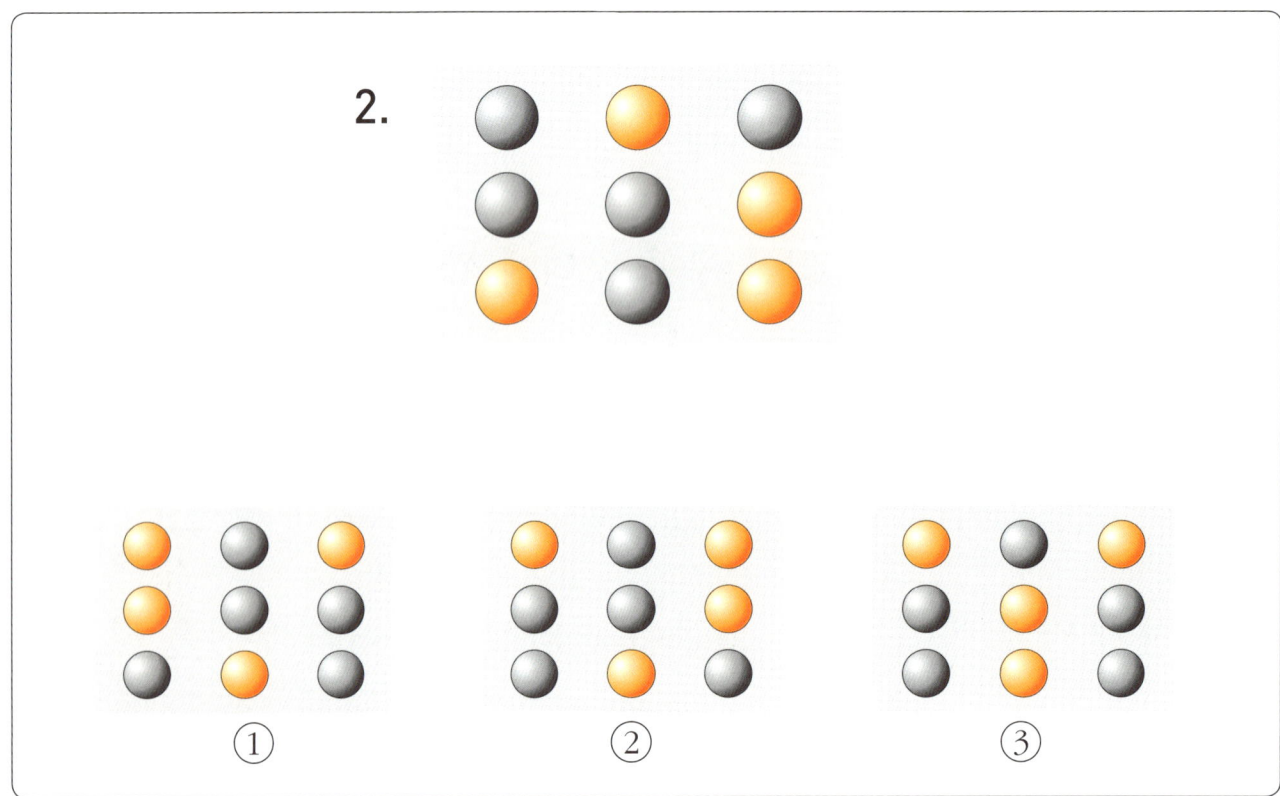

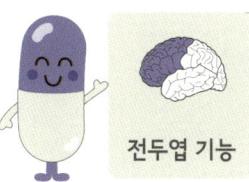

다음 보기의 규칙을 적용하여 계산해 보세요. 그리고 □에 답을 적어 보세요.

보기

⊟ = 1   ⊟ = 7   ⊟ = 5

⊟ + ⊟ = 8

⊟ + ⊟ - ⊟ = 15

⊟ - ⊟ + ⊟ = 11

⊟ + ⊟ + ⊟ = 15

⊟ + ⊟ - ⊟ + ⊟ = 12

⊟ + ⊟ - ⊟ - ⊟ = 0

⊟ = 9

12일

날짜: ___ 년 ___ 월 ___ 일 ___ 요일 날씨: ___
시작 시각: ___ 시 ___ 분   마친 시각: ___ 시 ___ 분

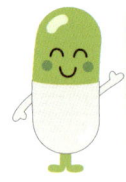
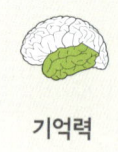
기억력

다음 도형의 모양과 위치를 잘 보고 기억해 두세요.

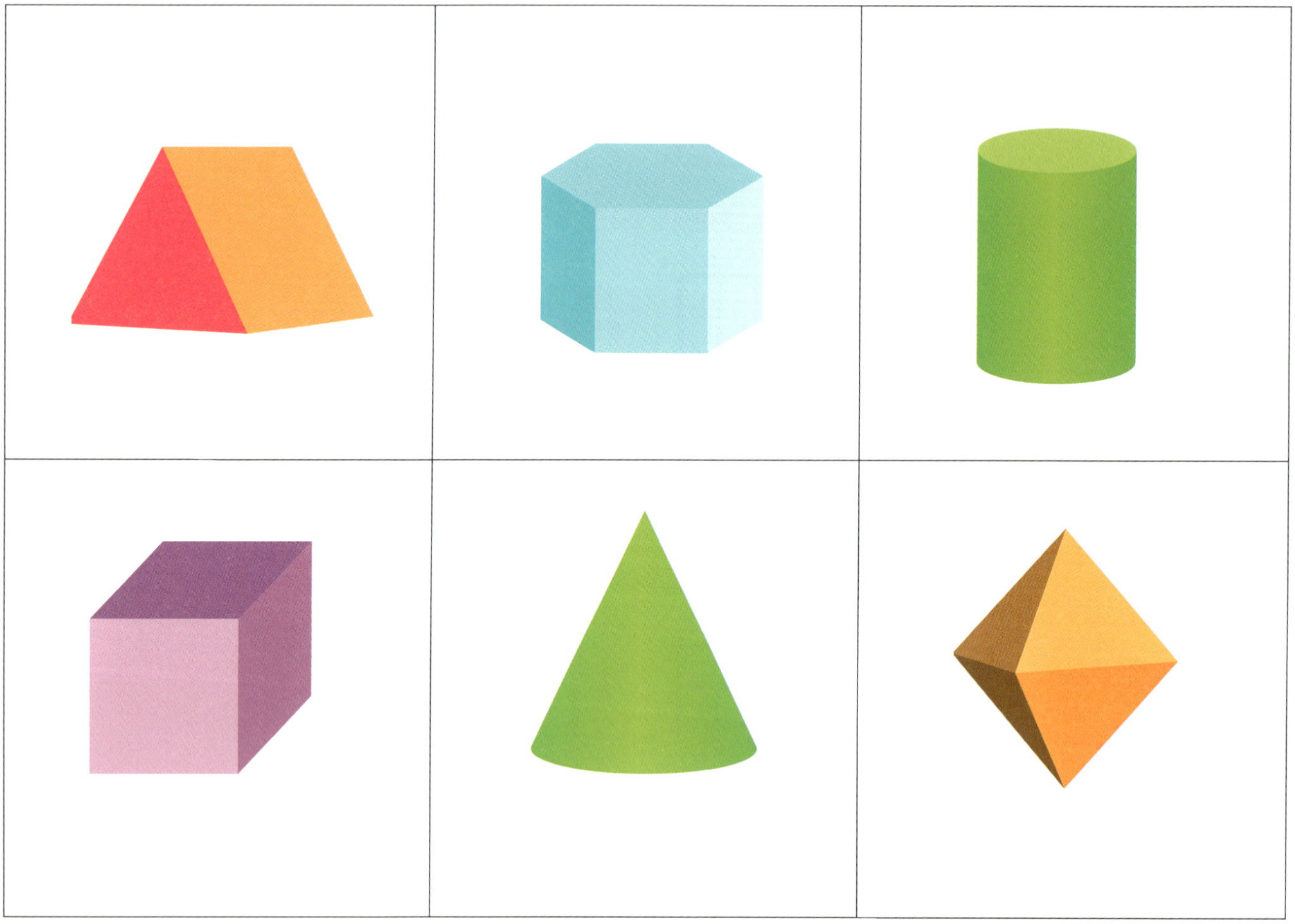

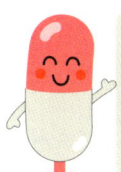
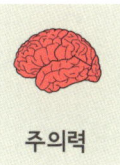

주의력

다음 계산 문제를 풀어 보세요.

```
  25        36        28        16
+ 14      + 15      + 17      + 27
----      ----      ----      ----


  23        36        21        26
- 16      - 18      - 12      - 19
----      ----      ----      ----


 115       138       127       116
+ 27      + 13      + 15      + 37
----      ----      ----      ----


 104       121       112       135
-  26     -  38     -  43     -  29
----      ----      ----      ----
```

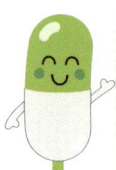 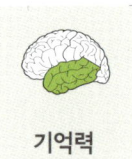 기억력

앞 장(56쪽)에서 기억한 도형을 잘 떠올리면서 빈칸에 들어갈 도형이 무엇인지 아래에서 골라 ( )에 적어 보세요.

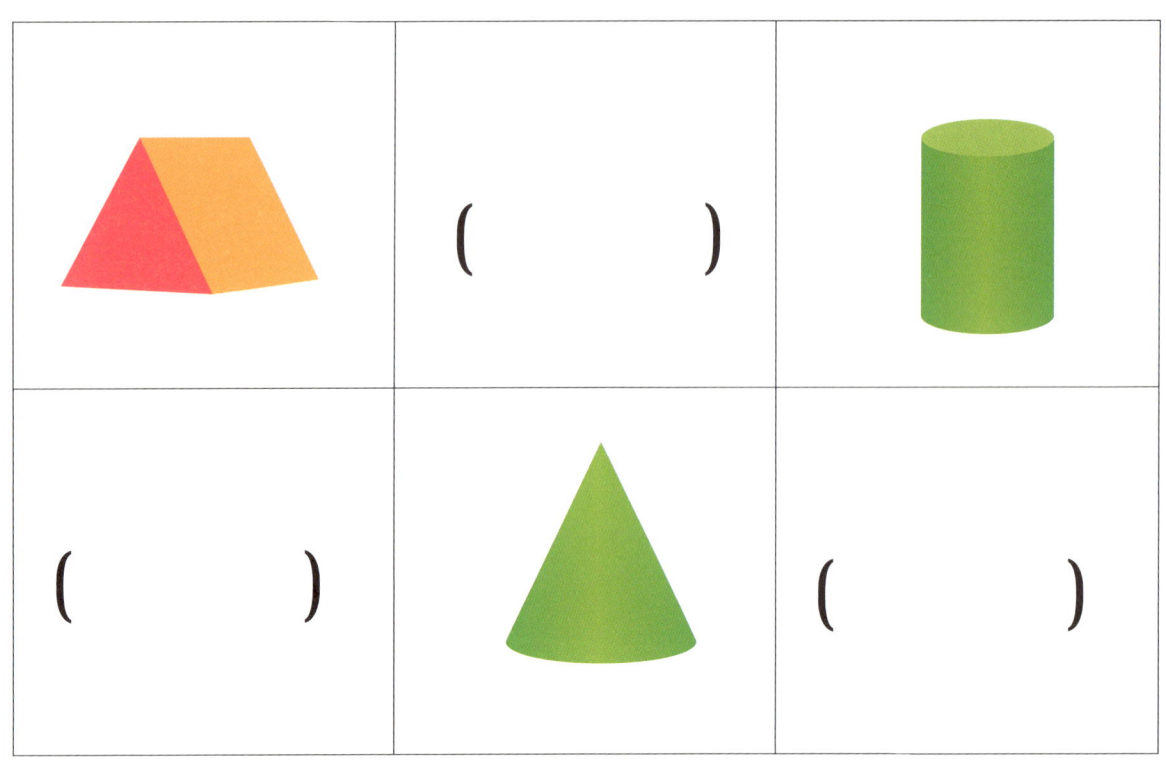

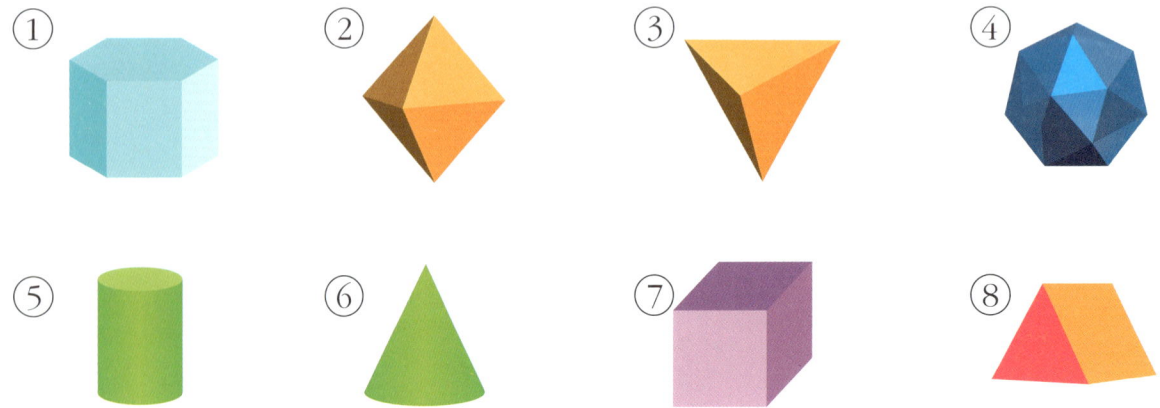

13일

날짜: _____년 ___월 ___일 ___요일   날씨: _____
시작 시각: ___시 ___분   마친 시각: ___시 ___분

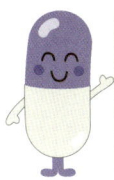 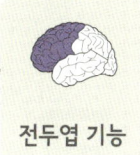

다음의 두가지 조건을 모두 만족하는 숫자를 ( ) 에 적어 보세요.

1.
- ❶ 13 < ? < 18
- ❷ 16 < ?

? = (   )

2.
- ❶ 20 < ? < 25
- ❷ 23 < ?

? = (   )

3.
- ❶ 25 < ? < 30
- ❷ 28 < ?

? = (   )

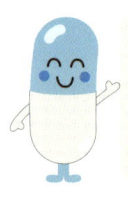 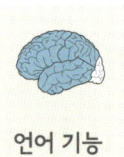

다음 두 그림의 이름에 공통적으로 들어가는 글자를 찾아 연결해 보세요.

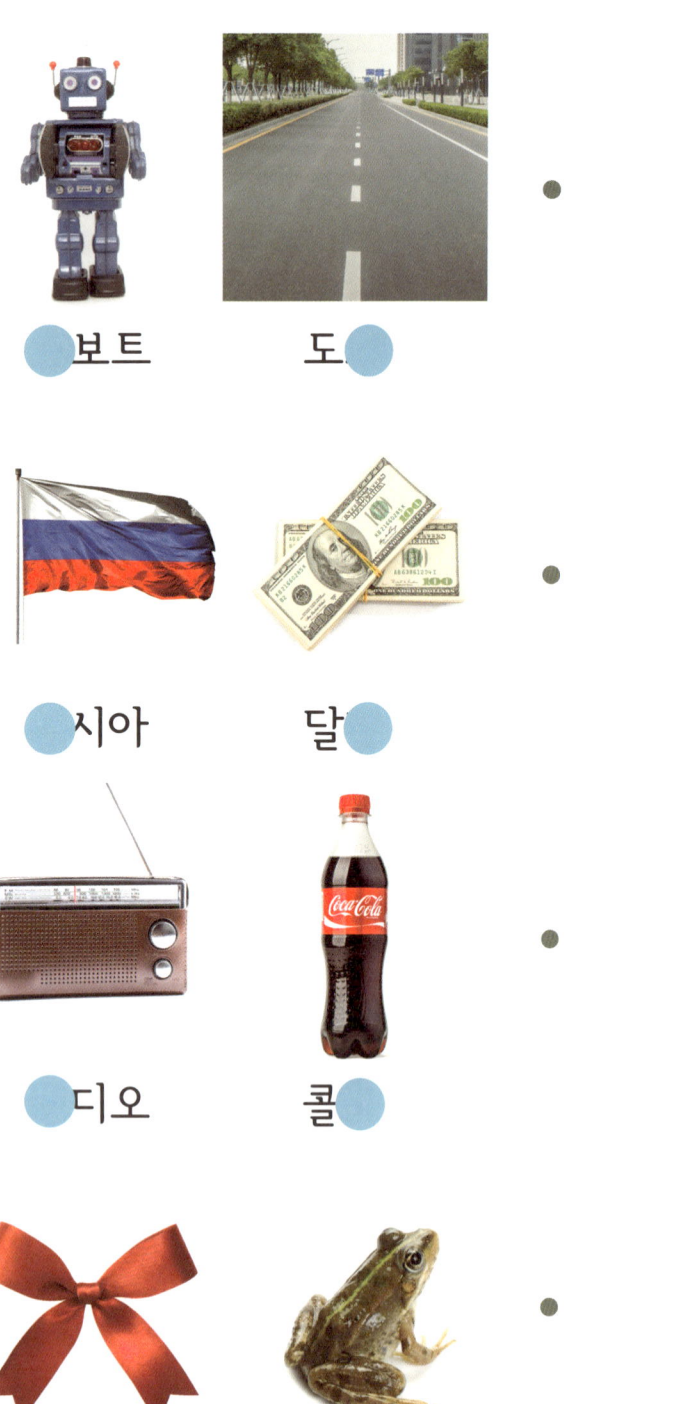

◯보트   도◯

◯시아   달◯

◯디오   콜◯

◯본   개구◯

러

리

로

라

주의력

다음 벌집의 숫자를 1, 2, 3… 순서대로 연결해 보세요. 단, 연결한 선들이 서로 겹치지 않아야 합니다.

1	3	5	11	9	13	15	17	
3	2	4	6	8	10	12	14	18
1	6	7	9	12	13	16	17	
0	7	8	11	13	14	10	13	16
8	9	13	12	11	15	14	17	
0	7	10	11	14	13	16	15	19
1	9	8	10	15	17	20	22	
2	7	9	12	14	16	18	17	21
4	6	10	13	15	19	20	19	
7	8	11	14	17	18	19	21	22

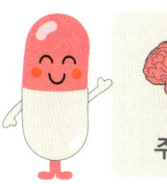

14일

날짜: _____ 년 ___ 월 ___ 일 ___ 요일   날씨: _____

시작 시각: ___ 시 ___ 분   마친 시각: ___ 시 ___ 분

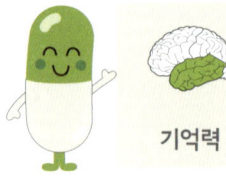

다음 그림에서 할아버지 손에 있는 물건에 집중해 기억해 두세요.

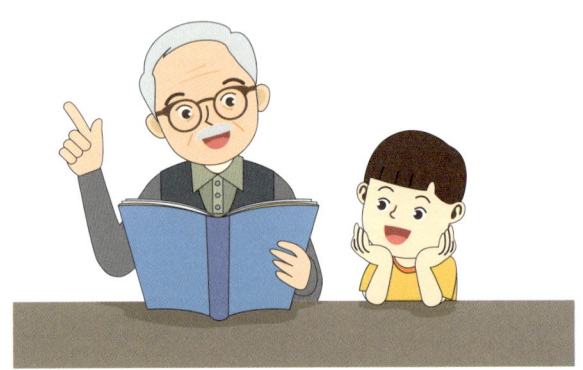
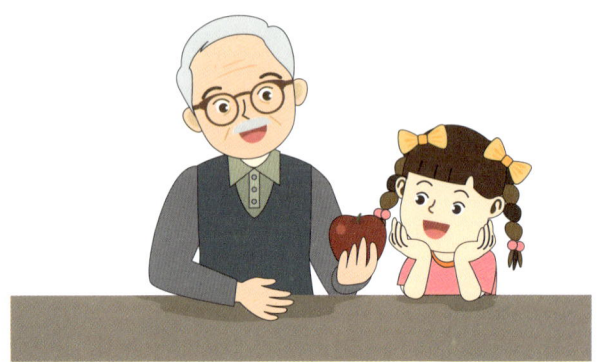
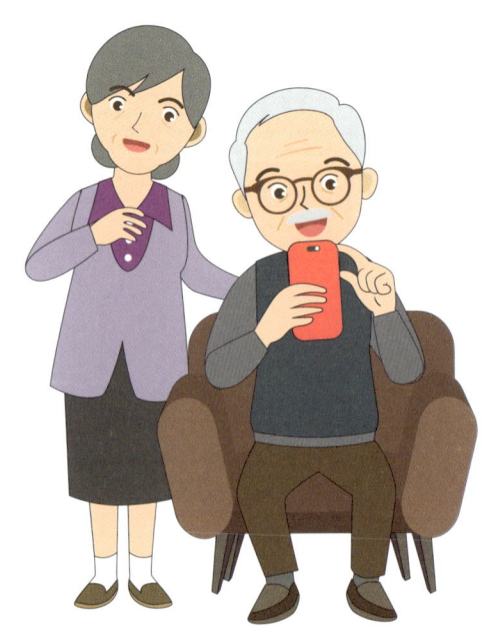
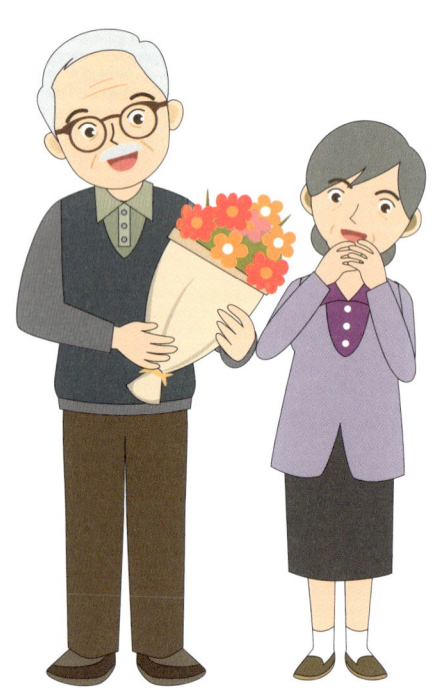

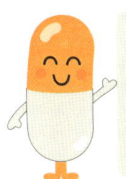 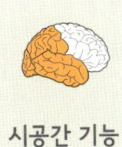

다음 문제를 풀어 보세요.

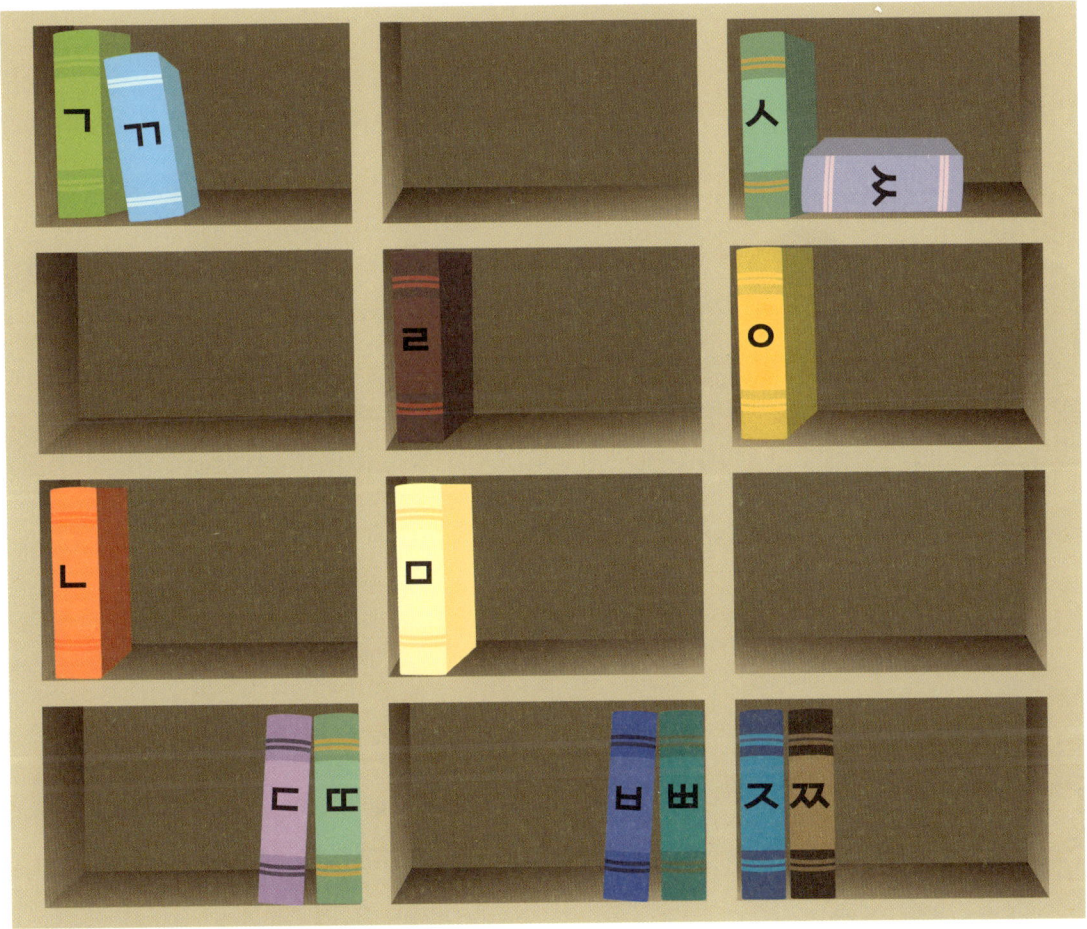

1. 가운데 열, 아래에서 두 번째 책은 무엇인가요?
(   )

2. 좌측 첫 번째 열, 위에서 첫 번째 칸의 제일 왼쪽에 있는 책은 무엇인가요?
(   )

3. 가장 우측열 책장 중에서 비어있는 칸은 아래에서 몇 번째인가요?
(   )

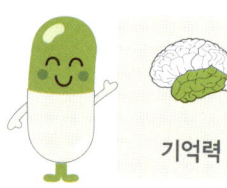 앞 장(62쪽)의 그림을 기억하여 할아버지 손에 있었던 물건 이름을 (   )에 적어 보세요.

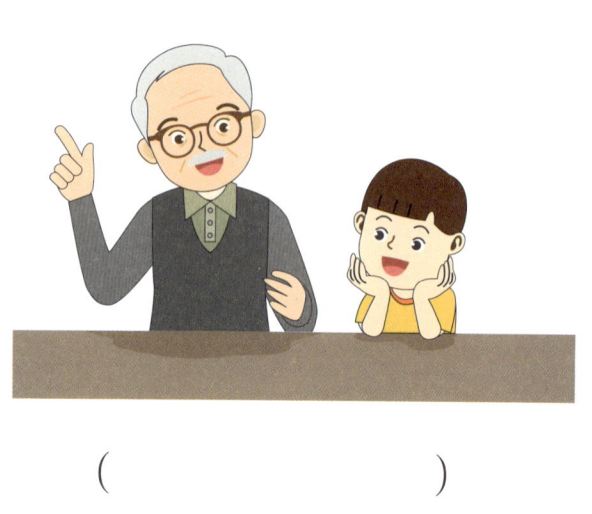
(   )

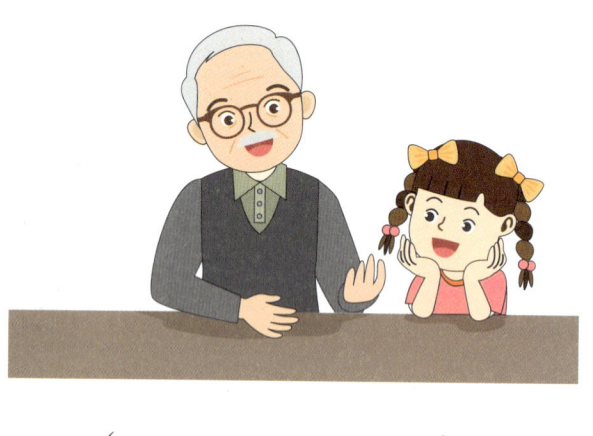
(   )

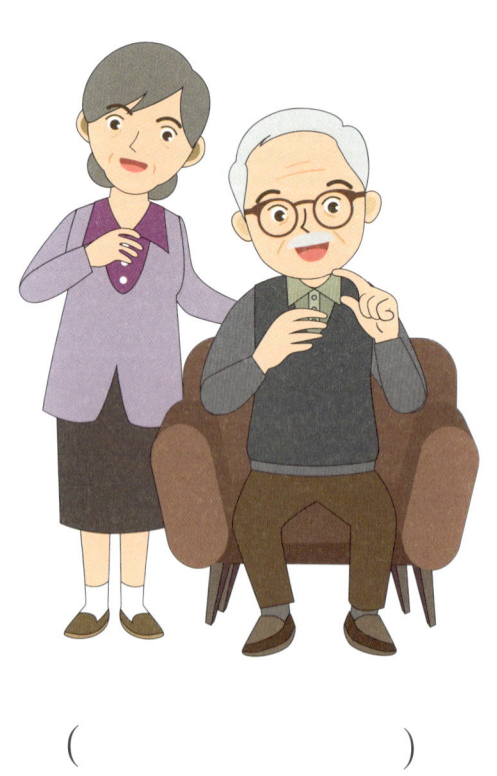
(   )

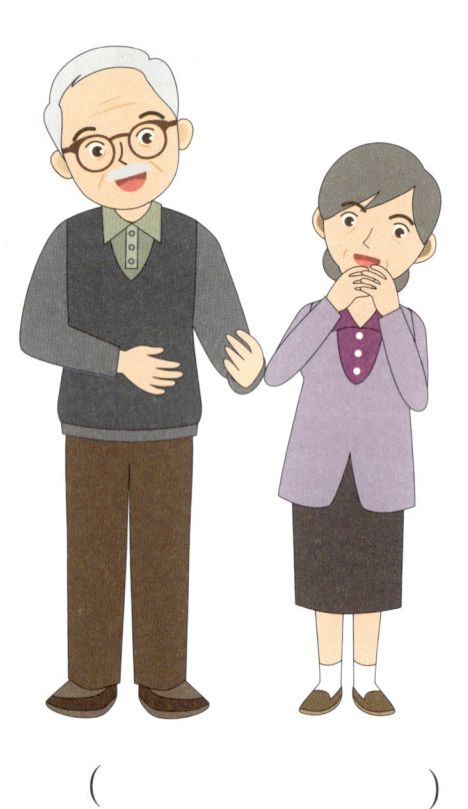
(   )

15일

날짜: ____ 년 ____ 월 ____ 일 ____ 요일 날씨: ____

시작 시각: ____ 시 ____ 분 마친 시각: ____ 시 ____ 분

주의력

다음에서 보기 의 모양이 모두 몇 개 있는지 찾아 (   )에 적어 보세요.

(   ) 개

보기

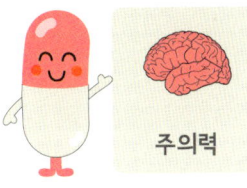

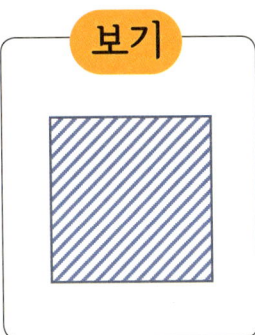

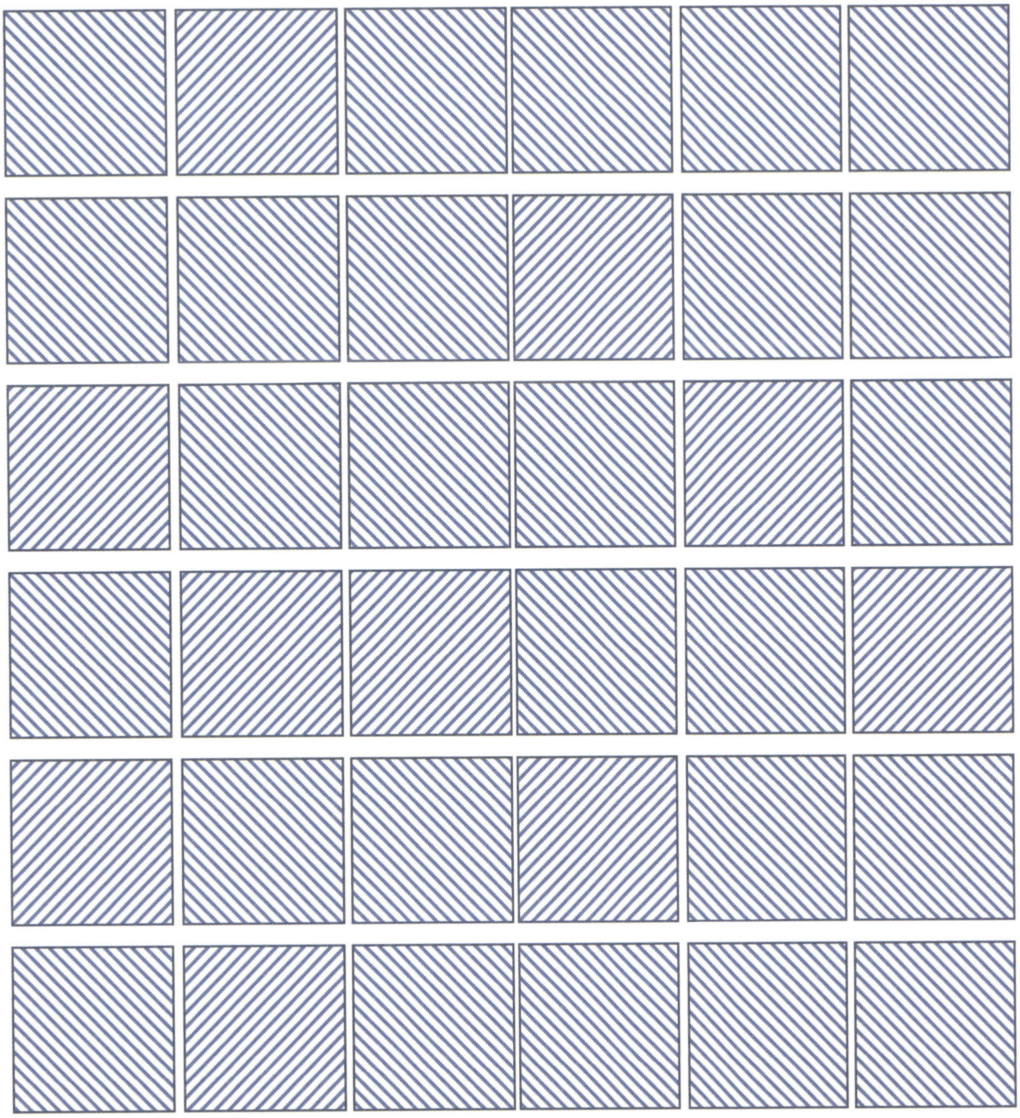

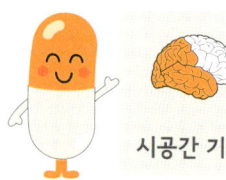 시공간 기능

다음 좌측의 네모가 오른쪽 네모 전체를 채우려면 몇 개가 필요할까요? (   )에 답을 적어 보세요.

1.
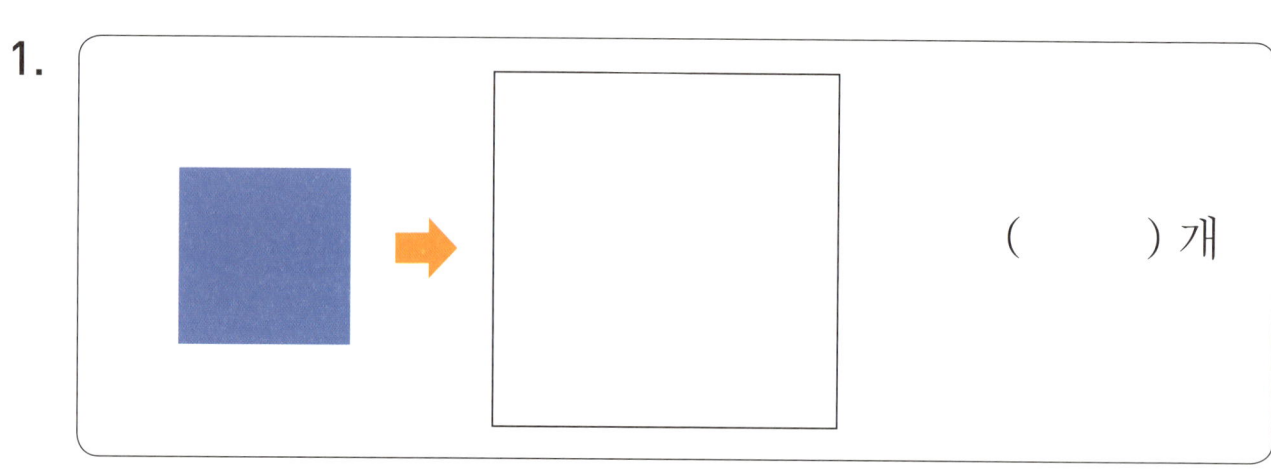
(   ) 개

2.
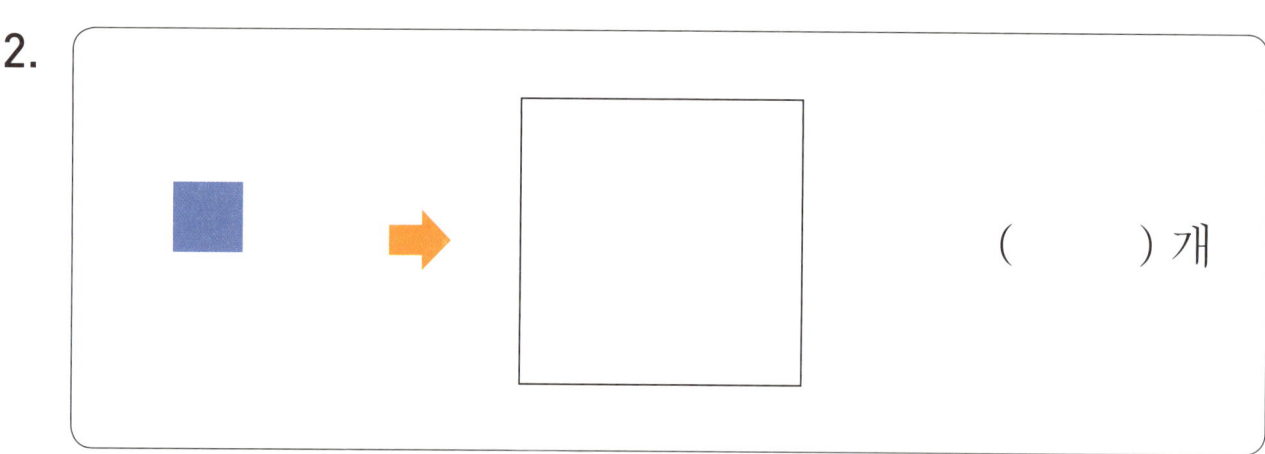
(   ) 개

3.
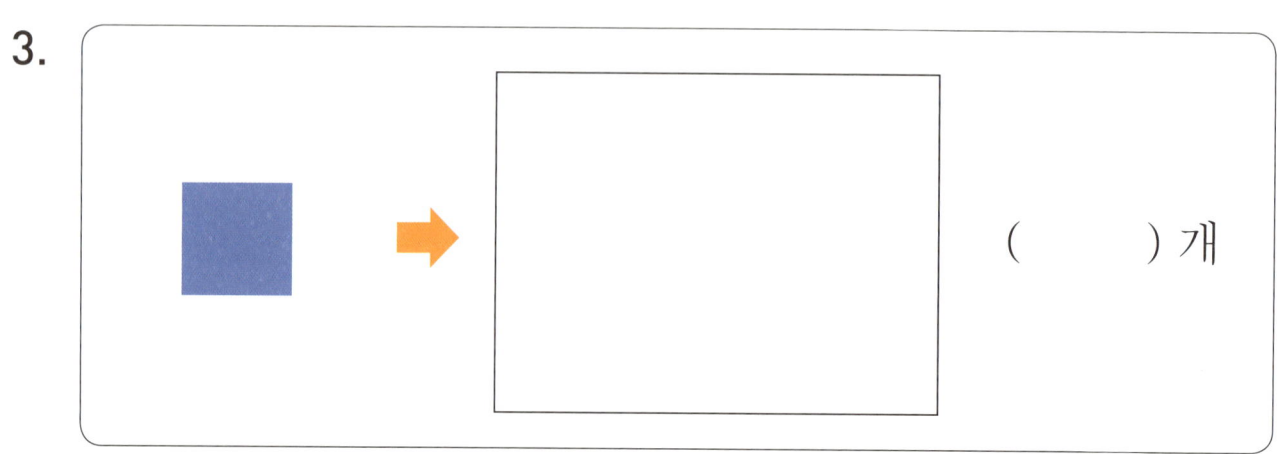
(   ) 개

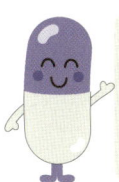 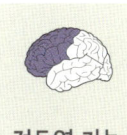 전두엽 기능

다음 단어들이 가지는 공통점을 (   )에 적어 보세요.

1.
   검정   파랑   노랑   빨강

   공통점은?   (   )

2.
   고양이   타조   앵무새   치타

   공통점은?   (   )

3.
   행복   화남   슬픔   우울

   공통점은? (   )

4.
   상여금   성과금   상금   보너스

   공통점은? (   )

16일

날짜: _____ 년 _____ 월 _____ 일 _____ 요일   날씨: _____
시작 시각: _____ 시 _____ 분   마친 시각: _____ 시 _____ 분

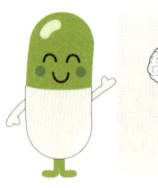 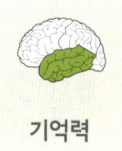

다음은 우리나라 독립운동가입니다. 평소 알던 이름이라도 어떤 모습인지는 잘 알지 못했을 거예요. 이름과 얼굴을 함께 기억해 두세요.

안창호
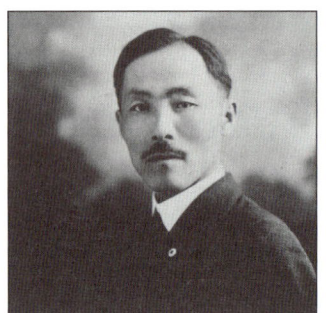

윤봉길
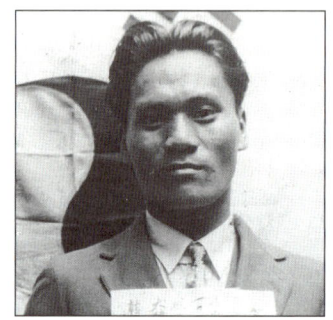

안중근
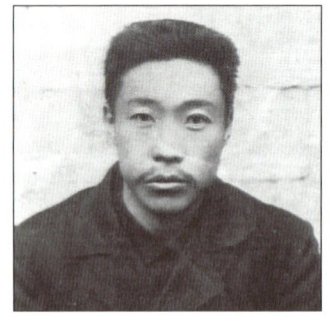

김구
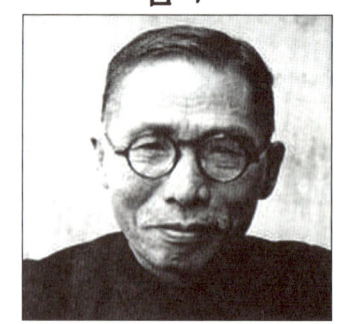

김좌진
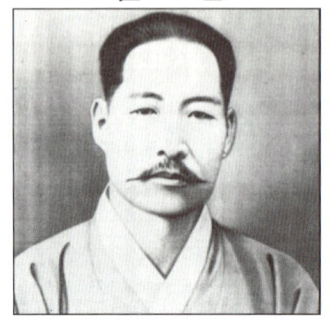

홍범도
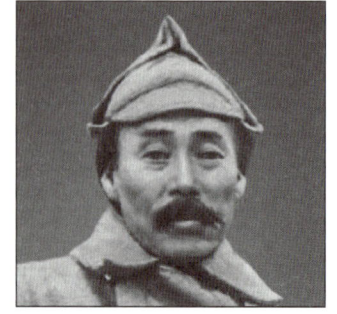

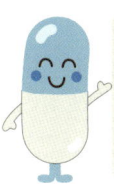 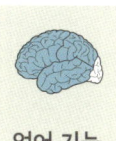

다음에서 왼손이 어느 쪽인지 ◯ 표시해 보세요.

1.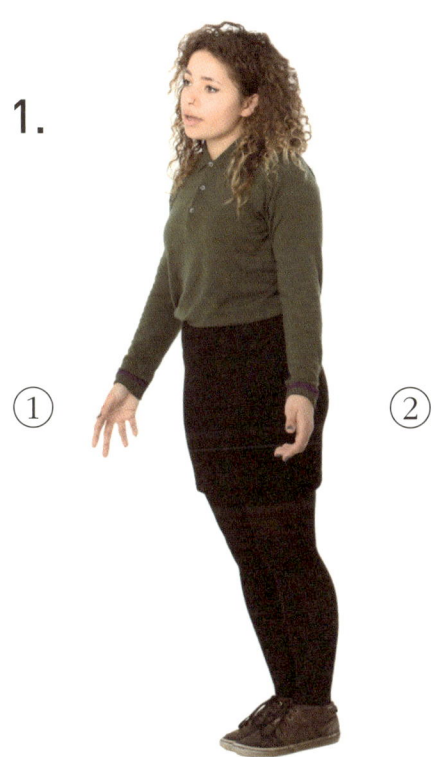

2.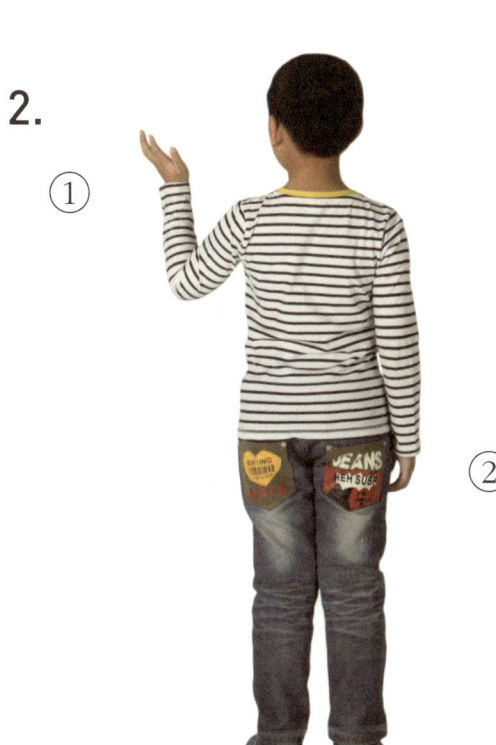

3.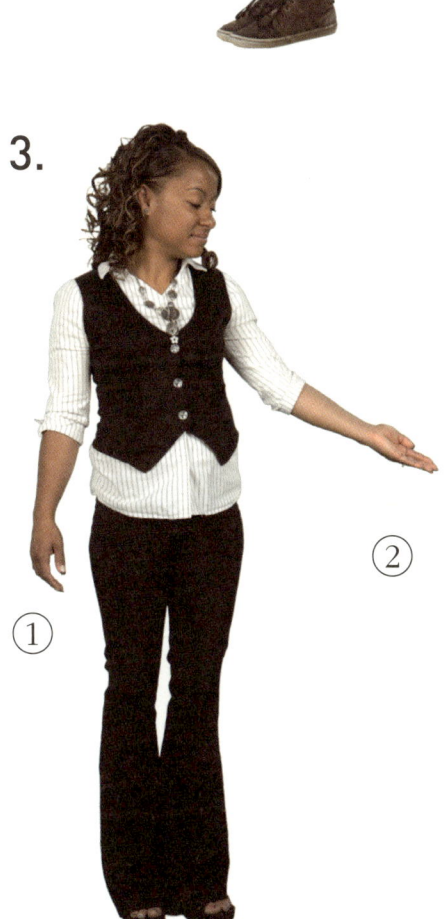

4.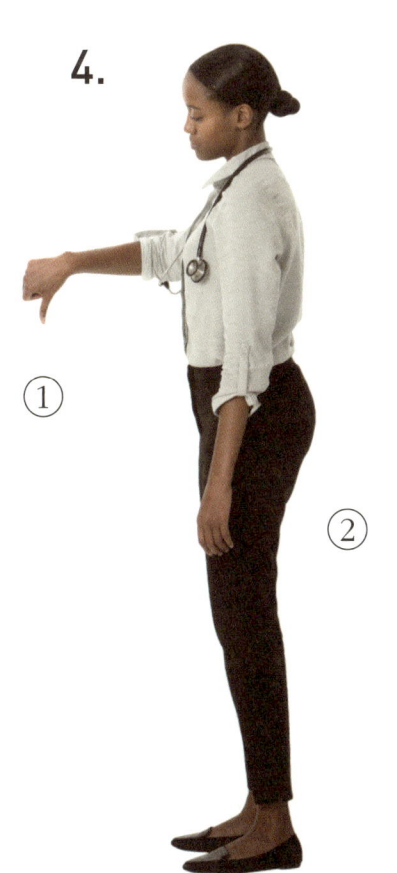

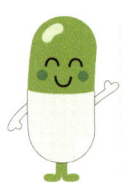 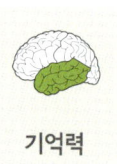 앞 장(68쪽)에서 기억한 독립운동가의 얼굴과 이름을 짝지어 보세요.

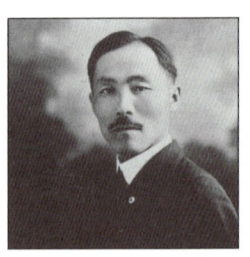 •	• 안창호
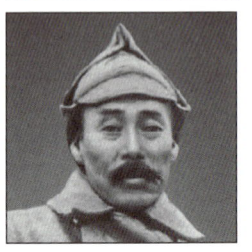 •	• 윤봉길
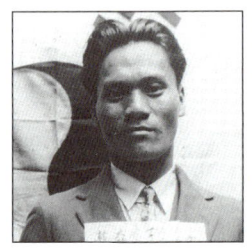 •	• 홍범도
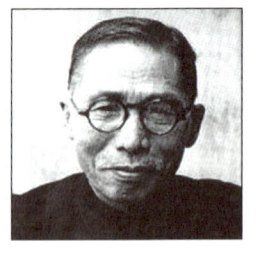 •	• 김좌진
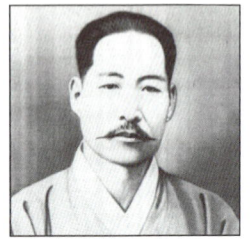 •	• 안중근
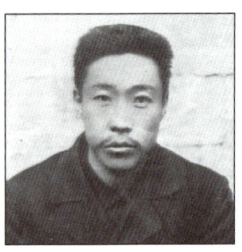 •	• 김구

17일

날짜: _____ 년 _____ 월 _____ 일 _____ 요일 날씨: _____
시작 시각: _____ 시 _____ 분   마친 시각: _____ 시 _____ 분

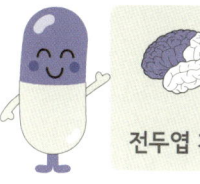 **전두엽 기능** 다음 글을 읽고 어떻게 행동해야 할 지 자신의 생각을 자유롭게 적어 보세요.

> 한채문 할아버지에게 전화 한통화가 걸려옵니다.
> "안녕하세요, 한채문 어르신. 저는 서울중앙지검 박동현 검사입니다. 한채문 할아버지 통장이 대포 통장으로 사용되어 수사를 받으셔야 합니다. 피해자로 인정받으시려면 계좌에서 현금을 찾아 금융감독원에 넘긴 뒤, 증명서를 발급받으시면 됩니다."

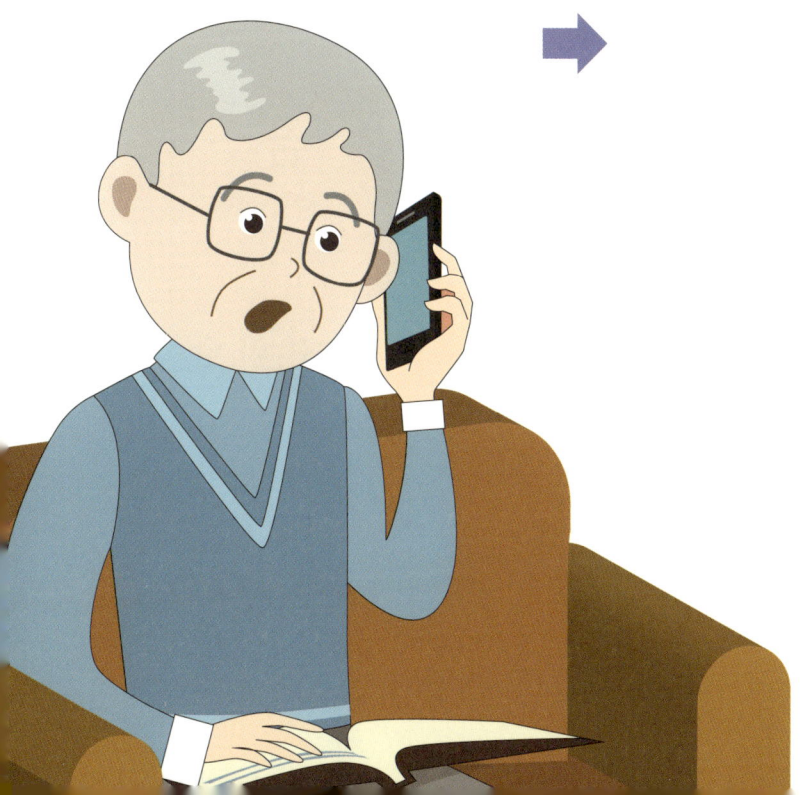

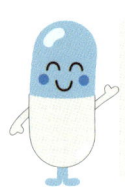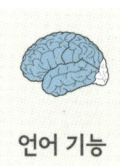
언어 기능

다음에서 "곤충 이름"을 모두 찾아 ◯ 표시해 보세요.

개미	코끼리	닭	나비	무당벌레
기린	사슴벌레	잠자리	개구리	호랑이
물방개	나무늘보	올빼미	사마귀	지렁이
매미	고양이	코뿔소	염소	게
치타	초파리	벌	장수하늘소	곰
모기	뱀	메뚜기	바퀴벌레	카멜레온

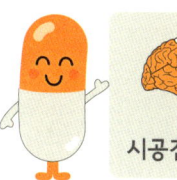 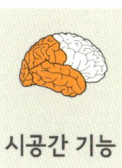

다음 그림을 보면서 아래에 똑같이 그려 보세요.

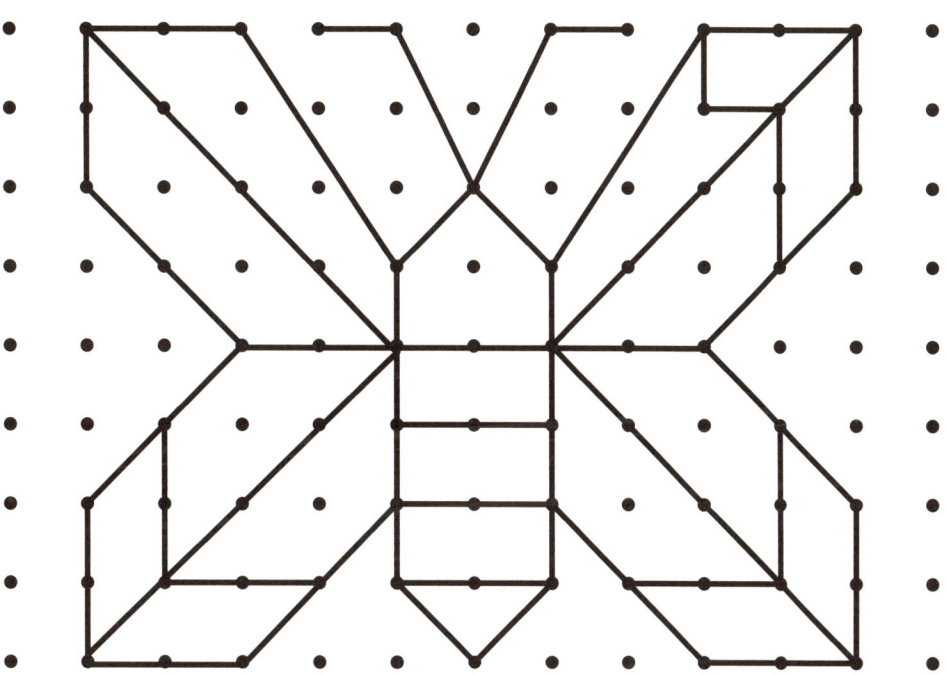

18일

날짜: _____ 년 ___ 월 ___ 일 ___ 요일   날씨: _____
시작 시각: ___ 시 ___ 분   마친 시각: ___ 시 ___ 분

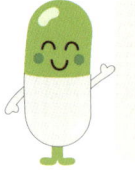 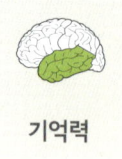
기억력

성민이와 서준이가 끝말잇기를 하고 있네요. 서로 주고받은 단어와 순서를 잘 기억해 두세요.

카메라

라면

면사포

포장지

지리산

산새

새송이버섯

???

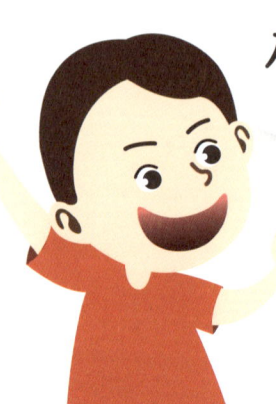
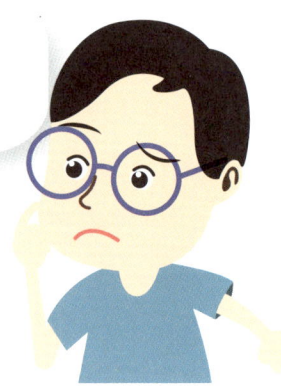

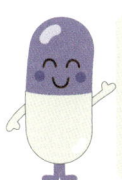 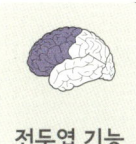 전두엽 기능

다음 4개의 그림에 어울리는 것을 보기 에서 찾아 ( ) 안에 번호를 적어 보세요.

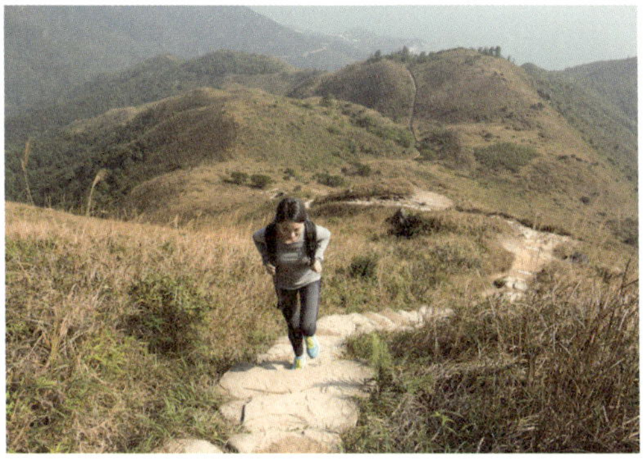

( )   ( )

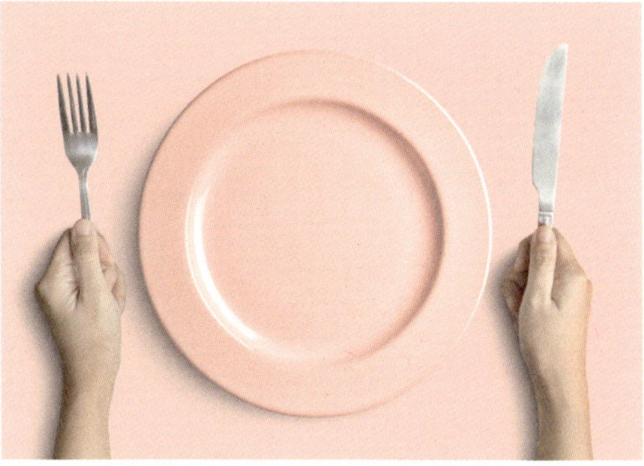

( )   ( )

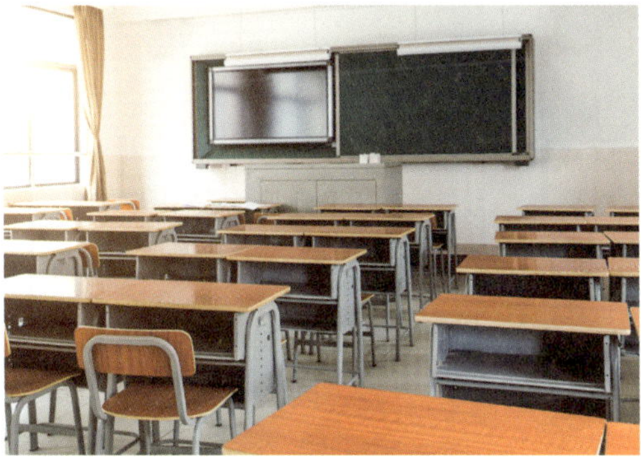

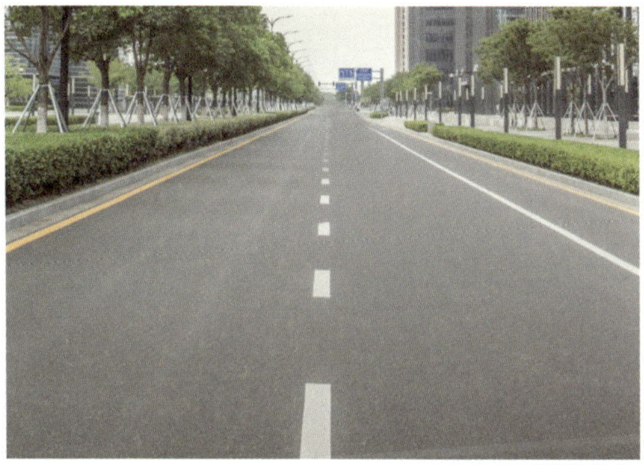

① (등산 스틱)   ② (기차)   ③ (스테이크)   ④ (과자)

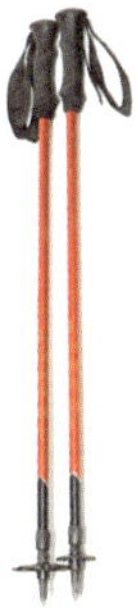

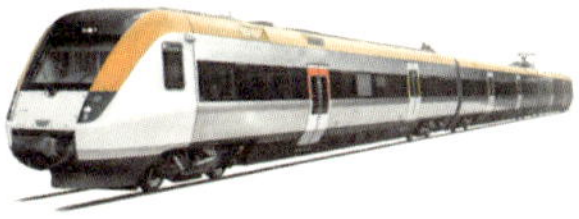

⑤ (지팡이)   ⑥ (자동차)   ⑦ (선생님)   ⑧ (의사)

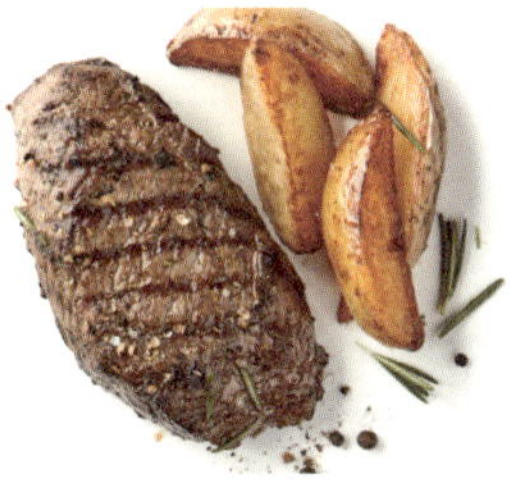

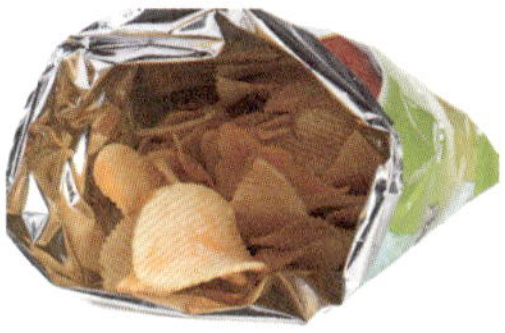

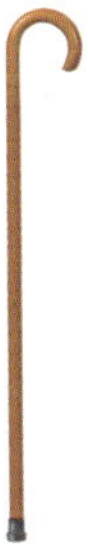

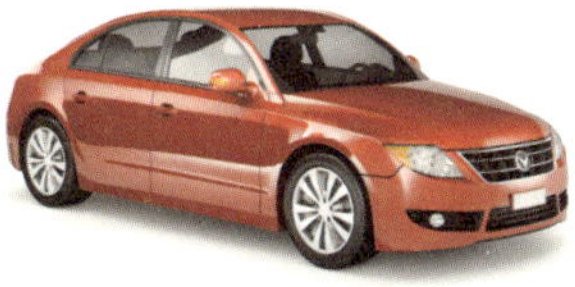

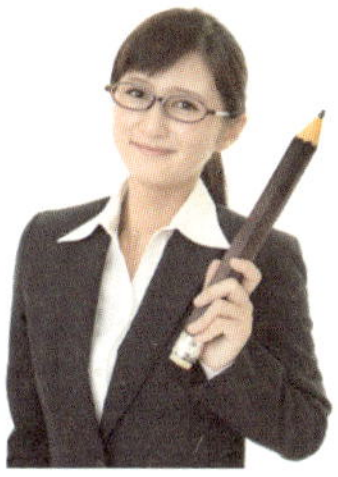

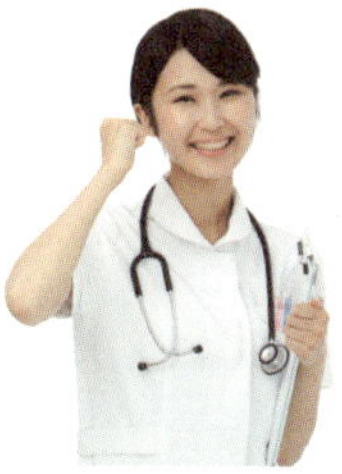

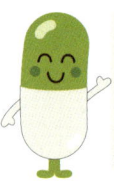 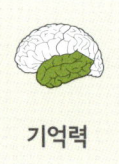
기억력

앞 장(74쪽)에서의 끝말잇기 내용을 잘 기억하셨죠?
(　　) 에 들어갈 단어를 적어 보세요.

카메라

(　　　　)

면사포

(　　　　)

(　　　　)

산새

(　　　　)

???

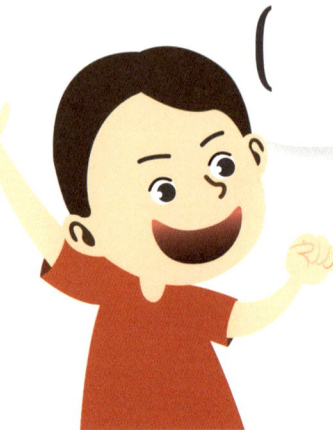 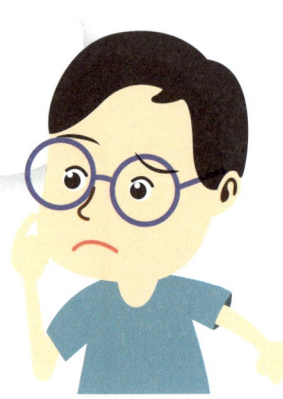

19일

날짜: _____ 년 _____ 월 _____ 일 _____ 요일   날씨: _____
시작 시각: _____ 시 _____ 분   마친 시각: _____ 시 _____ 분

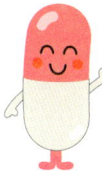 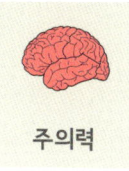

다음 계산 문제를 풀어 보세요.

1. 12-4+7=

2. 15+7-3=

3. 18-11+9=

4. 8+(5-3)=

5. 7-(4-1)=

6. (4+7)-(5-3)=

7. 12-7+(6-4)=

8. 9-(4+2)+6=

9. 6×7=

10. 12×3=

11. 14×8=

12. 7×(5+3)=

13. 8×6-5=

14. (4+6)×7=

15. 15×(12-7)=

16. 24×2+12=

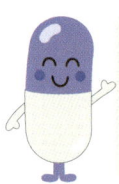 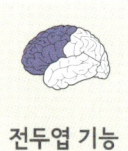 다음 교통 표지판을 보고 아래 ❶~❹번의 상황에 맞는 것을 골라 (   )에 적어 보세요.

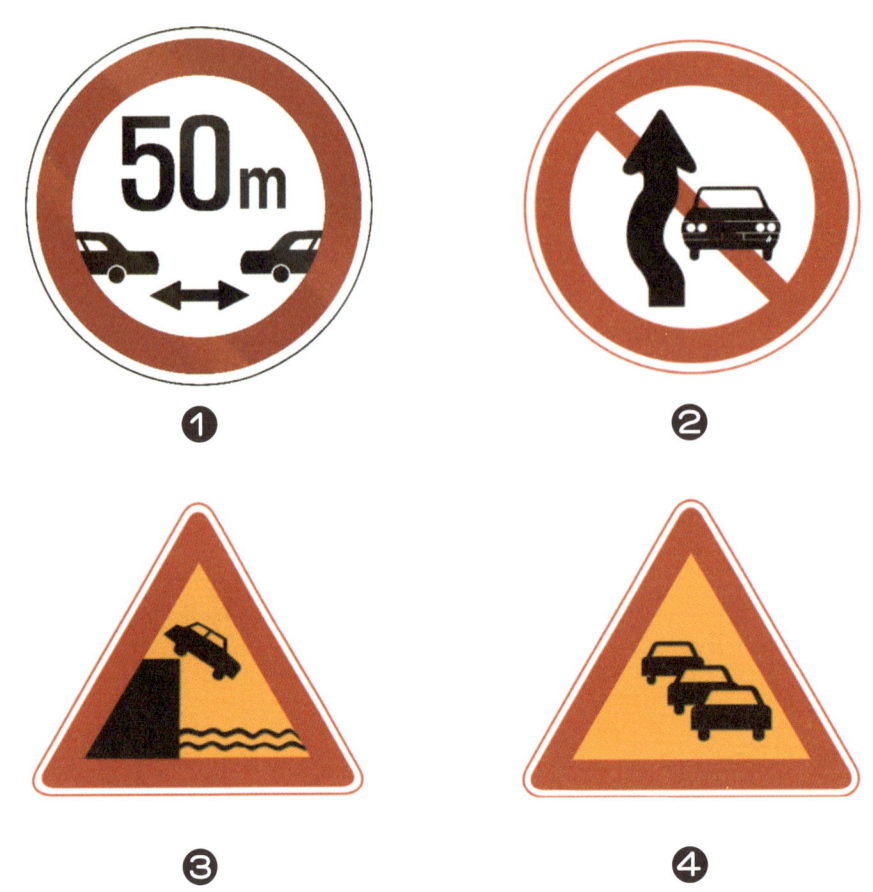

1. 도로의 한 쪽이 강변, 해변, 계곡 등 추락 위험지점임을 알리는 것.
(   )

2. 상습 정체구간임을 알려주는 표시.　　　　　　(   )

3. 표지판에 표시된 앞차와의 간격을 유지해야 함.　(   )

4. 차의 앞지르기를 금지하는 표시.　　　　　　　(   )

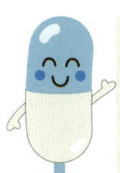
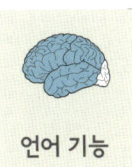

다음 맞춤법이 틀린 글자를 바르게 고쳐 적어 보세요. 가족이나 친구에게 물어보아도 좋습니다. 사전, 컴퓨터, 핸드폰을 검색하셔도 괜찮습니다.

찌게 ➡ (   )   색갈 ➡ (   )

역활 ➡ (   )   핑게 ➡ (   )

강남콩 ➡ (   )   계시판 ➡ (   )

옷거리 ➡ (   )   휴계실 ➡ (   )

일찌기 ➡ (   )   꺼꾸로 ➡ (   )

어떻해 ➡ (   )   언덕빼기 ➡ (   )

20일

날짜: ___ 년 ___ 월 ___ 일 ___ 요일   날씨: ___
시작 시각: ___ 시 ___ 분   마친 시각: ___ 시 ___ 분

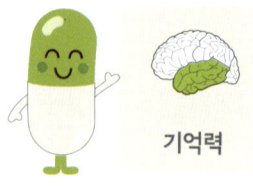
기억력

다음 글을 소리내어 읽어 보세요. 발음에 유의하여 여러 번 반복해서 읽어 보세요. 윗 문장과 아랫 문장을 나누어 기억해 두세요.

1. 간장공장 공장장은 강 공장장이고
   된장공장 공장장은 공 공장장이다.

2. 경찰청 쇠창살 외철창살,
   검찰청 쇠창살 쌍철창살.

3. 저기 계신 저 분이 박 법학박사이시고,
   여기 계신 이분이 백 법학박사이시다.

4. 내가 그린 구름그림은 새털구름 그린
   구름그림이고, 네가 그린 구름그림은
   깃털구름 그린 구름그림이다.

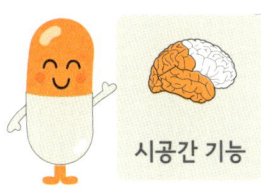

다음 그림은 보기 의 도형 2개를 겹쳐 만든 그림입니다. 어떤 도형들인지 보기 에서 번호를 골라 (   ) 에 적어 보세요.

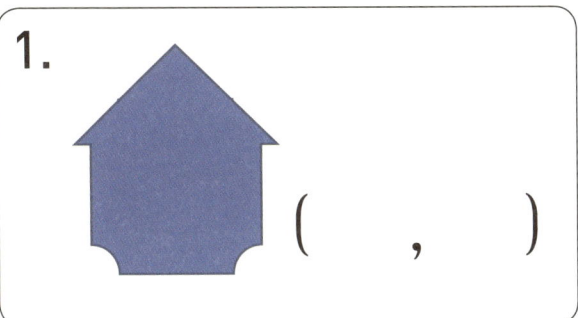

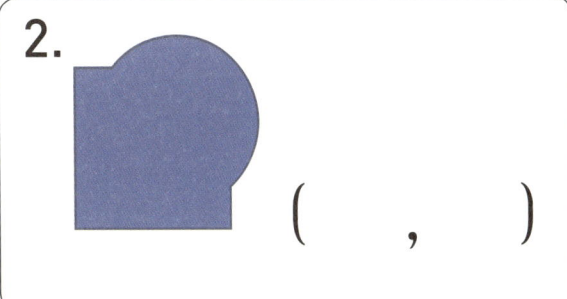

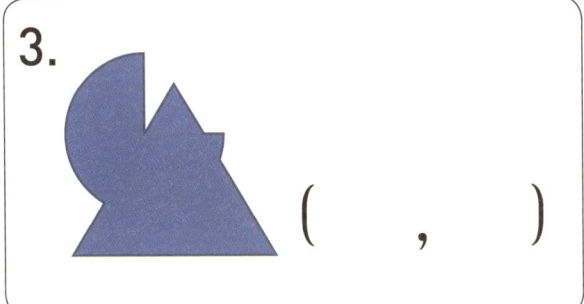

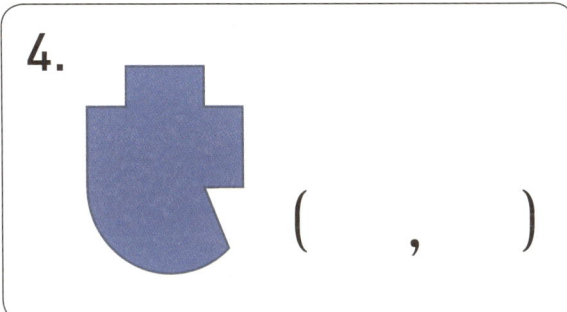

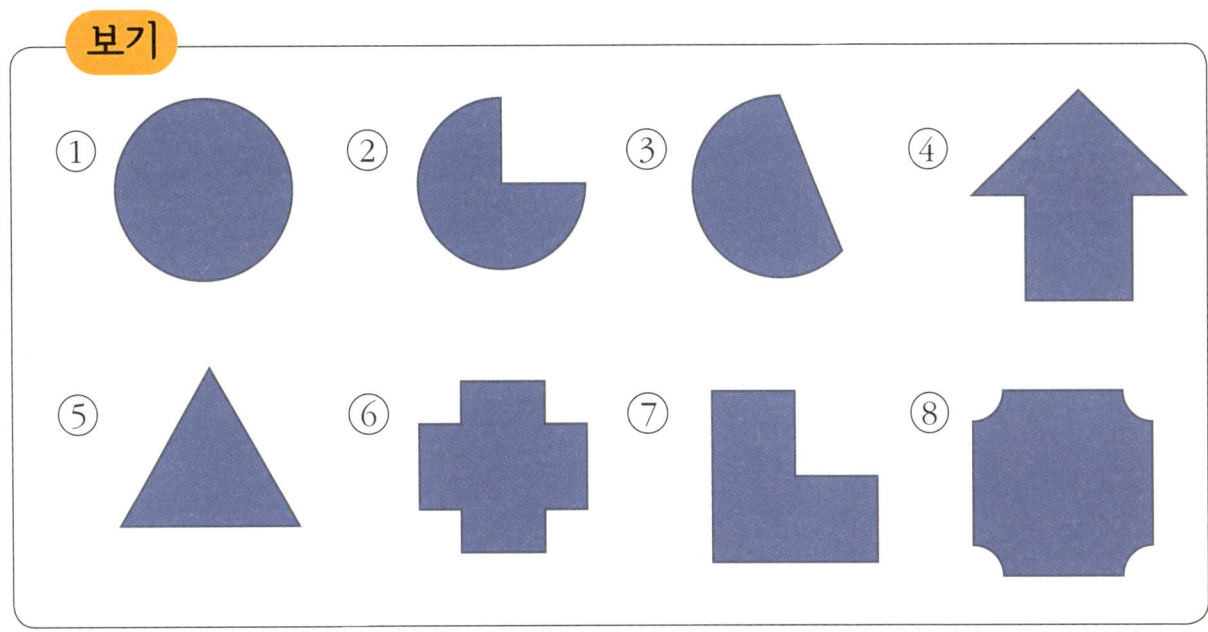

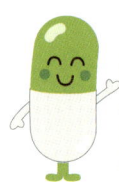 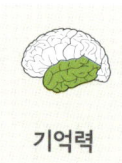

기억력

앞 장(80쪽)에서 외운 것을 떠올려 ☐에 들어갈 말을 적어 보세요.

1. 간장공장 공장장은 강 공장장이고 된장공장 공장장은 ☐☐☐☐☐이다.

2. 경찰청 쇠창살 외철창살, 검찰청 쇠창살 ☐☐☐☐☐.

3. 저기 계신 저 분이 박 법학박사이시고, 여기 계신 이분이 ☐☐☐☐☐이시다.

4. 내가 그린 구름그림은 새털구름 그린 구름그림이고, 네가 그린 구름그림은 ☐☐☐☐☐ 그린 구름그림이다.

21일

날짜: ____년 ____월 ____일 ____요일 날씨: ____
시작 시각: ____시 ____분   마친 시각: ____시 ____분

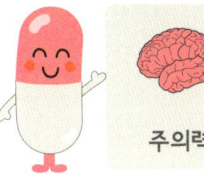
주의력

다음에서 보기 그림은 모두 몇 개인지 ( )에 적어 보세요.

보기

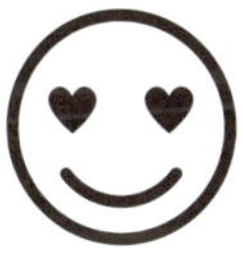

( ) 개

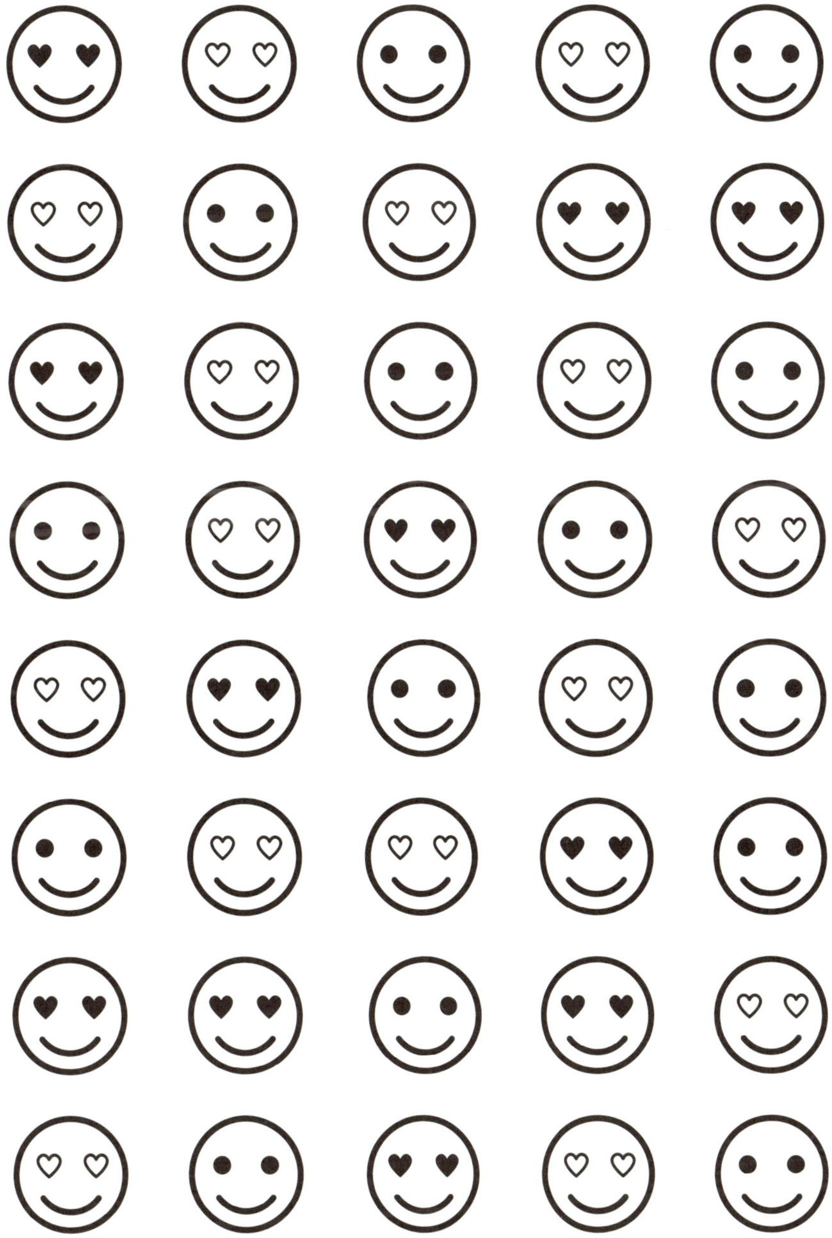

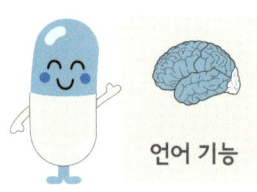 다음 ☐에 들어갈 단어를 적어 속담을 완성해 보세요.

1. 티끌 모아 ☐.

2. ☐이 제 머리 못 깎는다.

3. 잘 되면 제 탓, 못 되면 ☐ 탓.

4. 윗물이 맑아야 ☐도 맑다.

5. ☐도 나무에서 떨어진다.

6. 열 번 찍어 넘어지지 않는 ☐ 없다.

7. 아닌 밤중에 ☐.

8. 보기 좋은 ☐이 먹기도 좋다.

9. 발 없는 ☐이 천리 간다.

10. ☐ 도둑이 소 도둑 된다.

11. 믿는 ☐에 발등 찍힌다.

12. 말 한 마디에 천 냥 ☐도 갚는다.

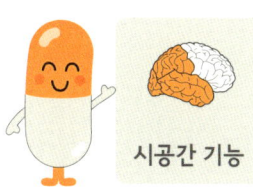
시공간 기능

다음에서 어떤 길로 가야 선물을 찾을 수 있을까요?
(　　　)

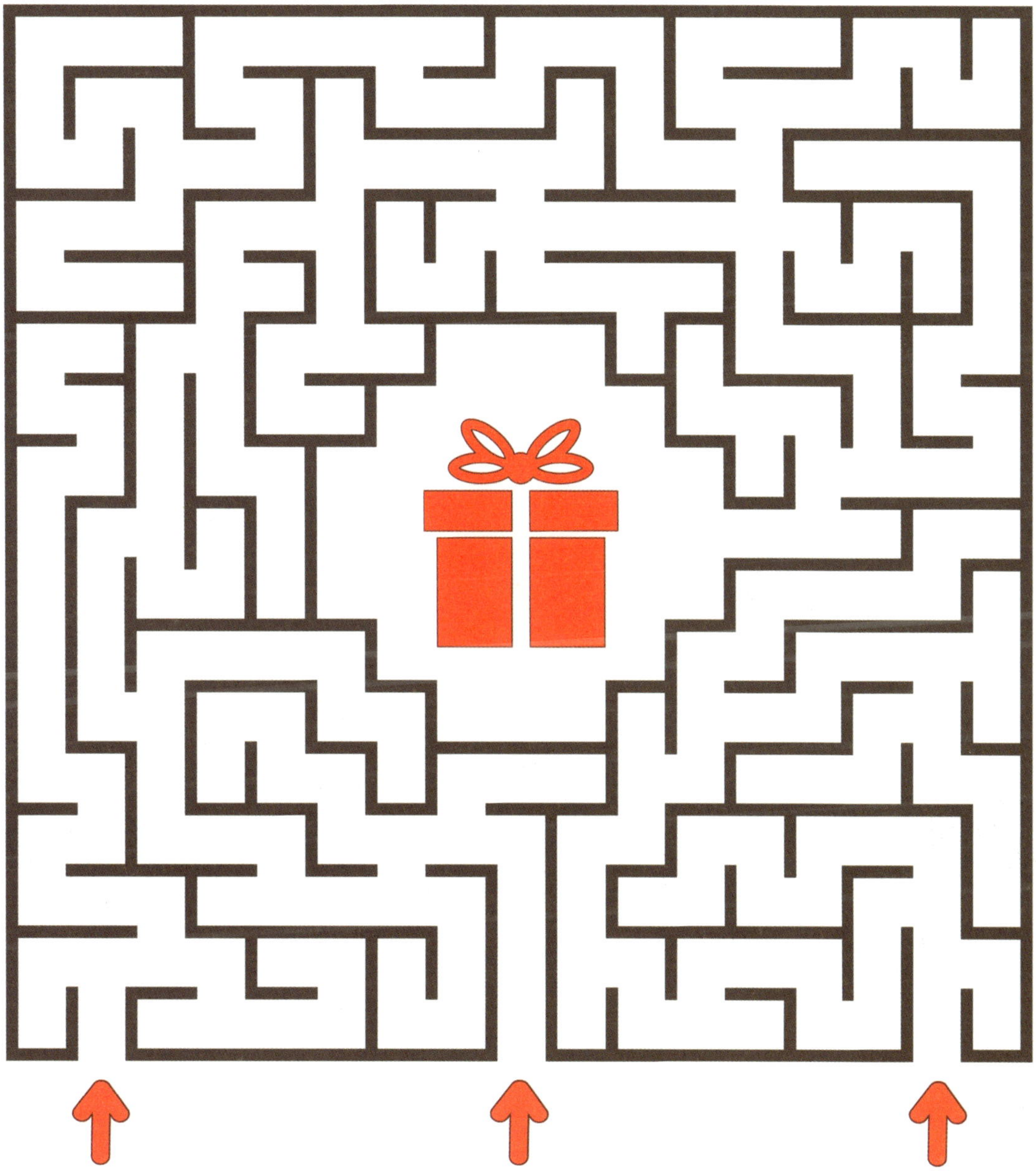

22일

날짜: _____년 _____월 _____일 _____요일 날씨: _____
시작 시각: _____시 _____분   마친 시각: _____시 _____분

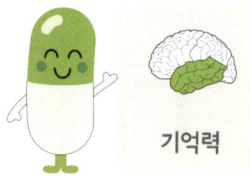
기억력

다음은 레스토랑에 외식을 하러 나온 가족의 모습입니다. 식사를 맛있게 한 후 후식을 주문하려고 합니다. 각각 주문한 후식을 잘 기억해 두세요.

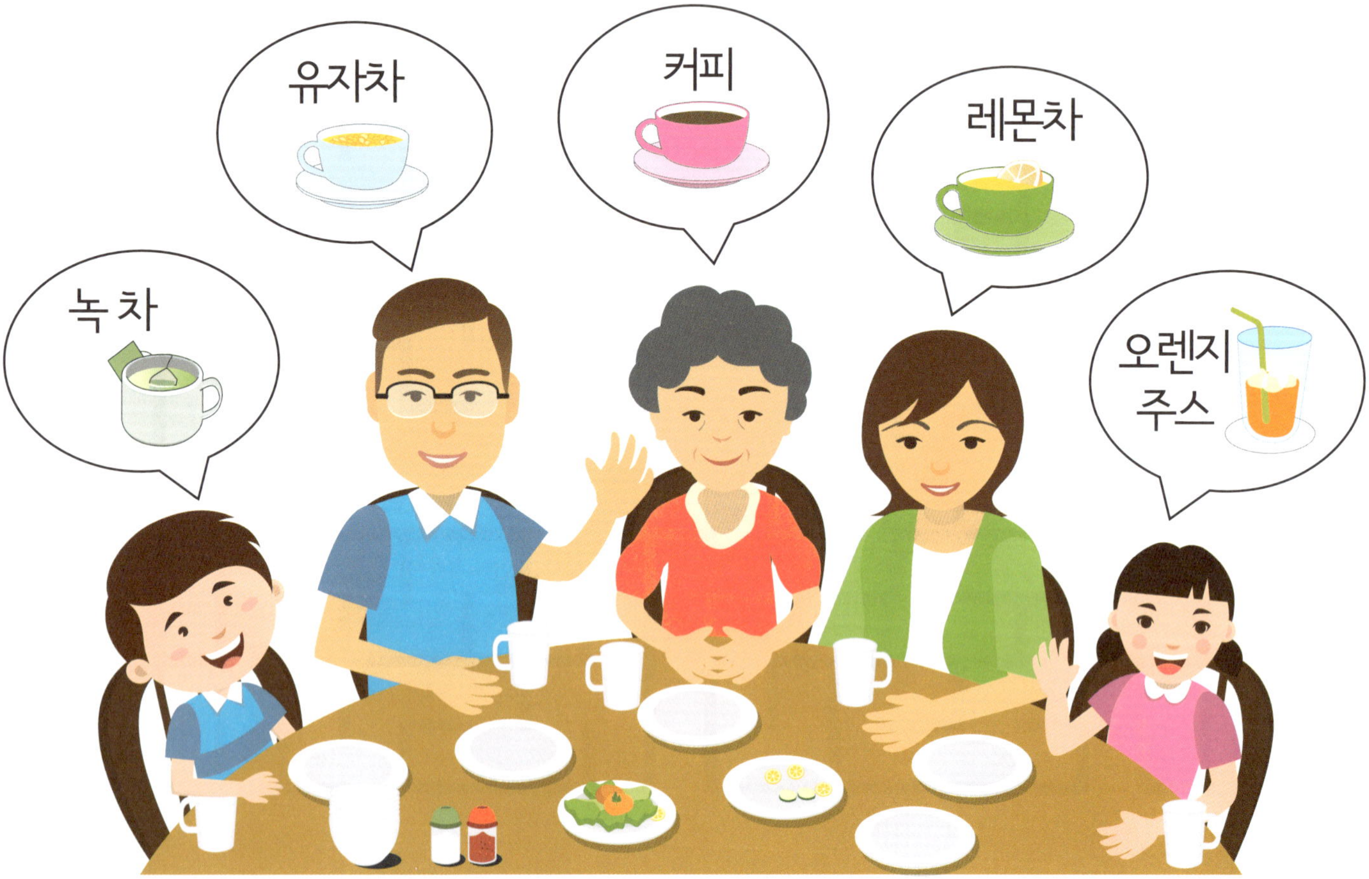

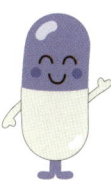 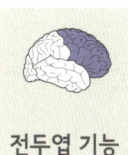 전두엽 기능

왼쪽 도형에 적힌 도형 모양을 오른쪽에서 찾아 연결해 보세요.

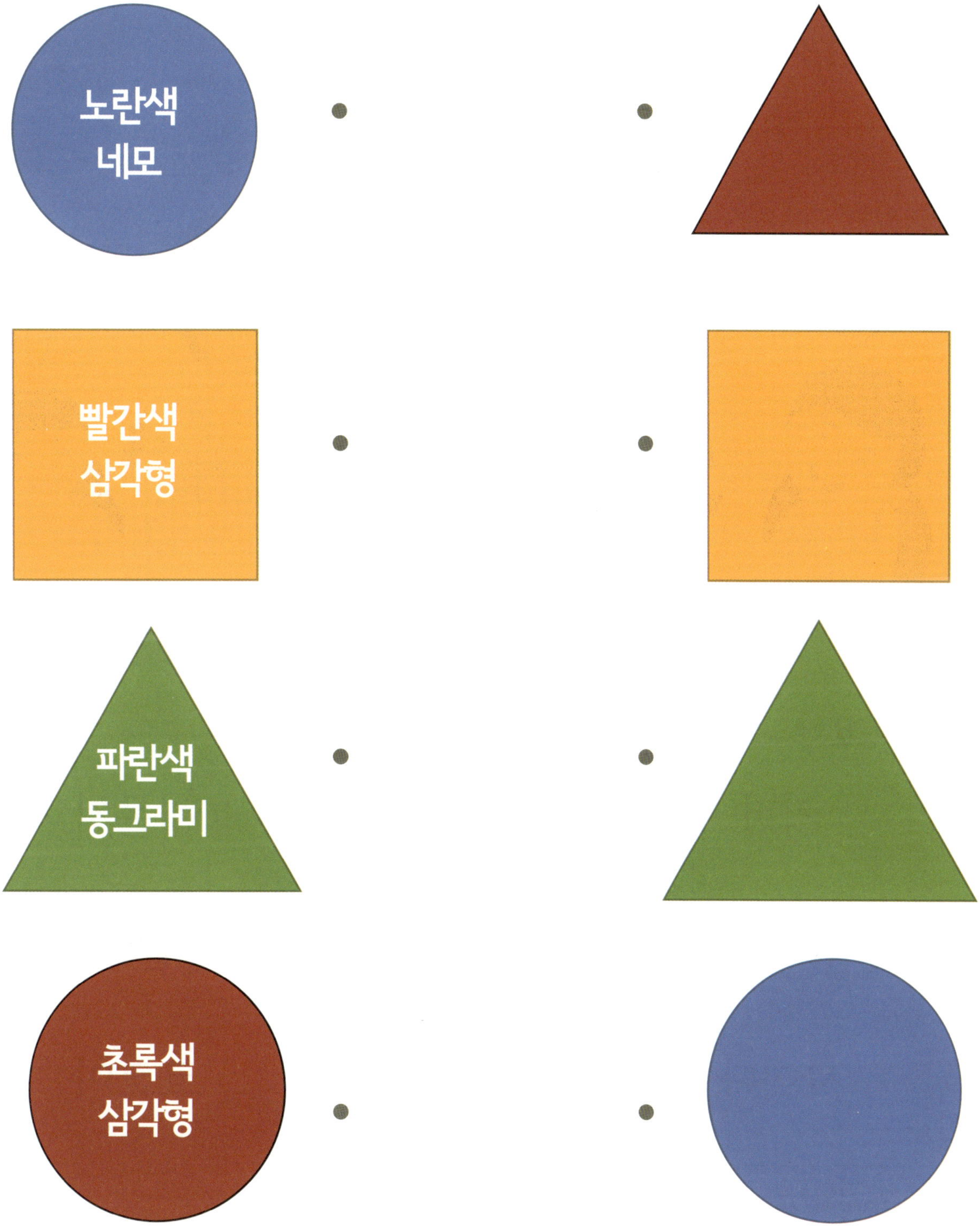

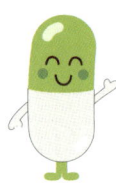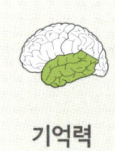

앞 장(86쪽)의 그림을 기억하여 각각 주문한 후식을 보기 에서 골라 적어 보세요.

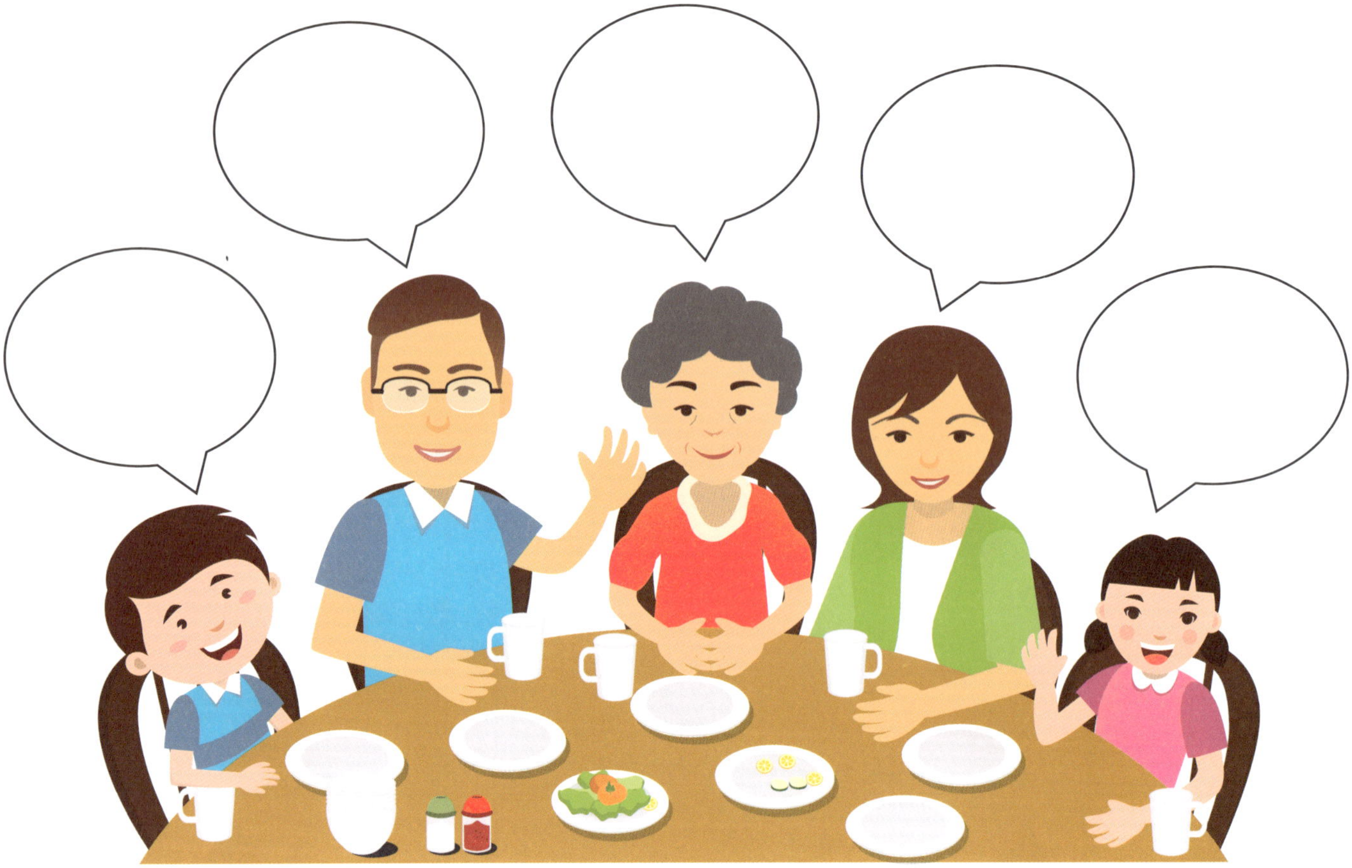

보기

커피	대추차	녹차	레몬차
유자차	홍차	쌍화차	콜라
사이다	오렌지주스	허브티	코코아

23일

날짜: _____ 년 ___ 월 ___ 일 ___ 요일   날씨: _____
시작 시각: ___ 시 ___ 분   마친 시각: ___ 시 ___ 분

시공간 기능

다음에서 맨 좌측의 그림을 보고 그림자가 바르게 생기는 그림에 ○ 표시해 보세요.

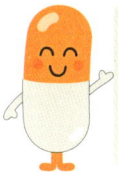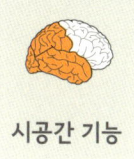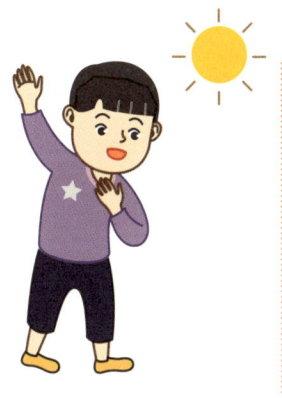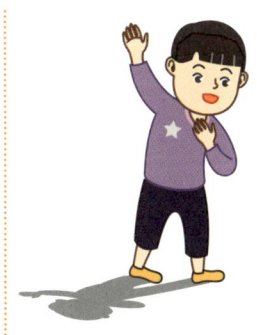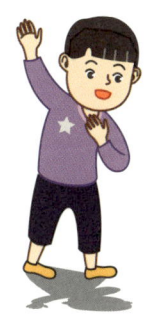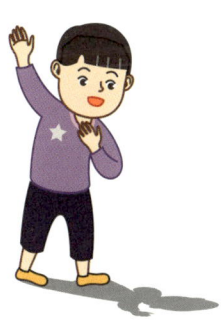

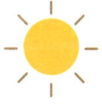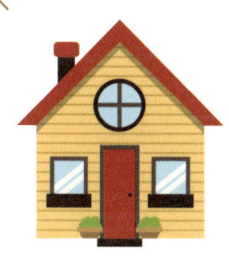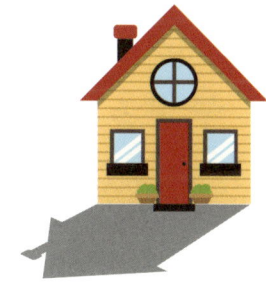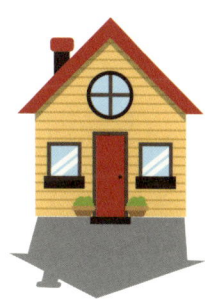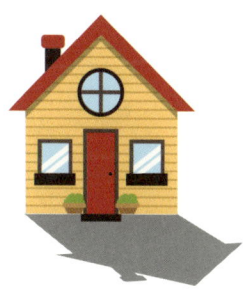

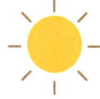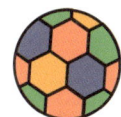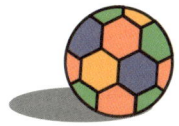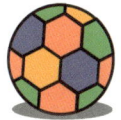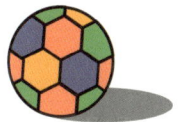

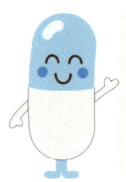 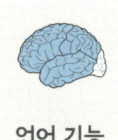 다음 글을 읽고 ( )에 들어갈 대화 내용에 ○ 표시해 보세요

1.
가: 휴, 너무 속상해!
나: 왜 무슨일 있었어?
가: 내가 아끼는 옷을 입으려는데 동생이 입고 나갔더라고…
나: ( )

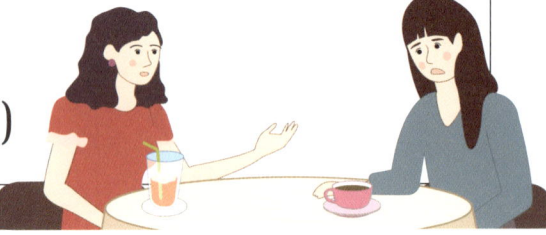

① 동생을 칭찬해 줘야겠네!
② 그랬구나, 속상했겠다.
③ 나중에 너는 동생 옷을 입고 나와.
④ 참 기분이 좋았겠다. 축하해.

2.
가: 여보세요?
나: 고객님 안녕하세요, 무엇을 도와드릴까요?
가: 어제 주문한 책이 도착했는데요. 중간 부분이 찢어져 있어서요.
나: ( )

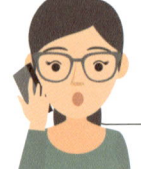

① 고객님 왜 그러신데요?
② 고객님께서 찢으신 것 아닌가요?
③ 고객님 죄송합니다. 책을 교환해 드리겠습니다.
④ 고객님 어디세요?

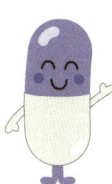 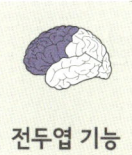 다음 보기 처럼 왼쪽에 주어진 카드를 각각 사용하여 알맞은 식이 되도록 카드에 숫자를 적어 보세요.

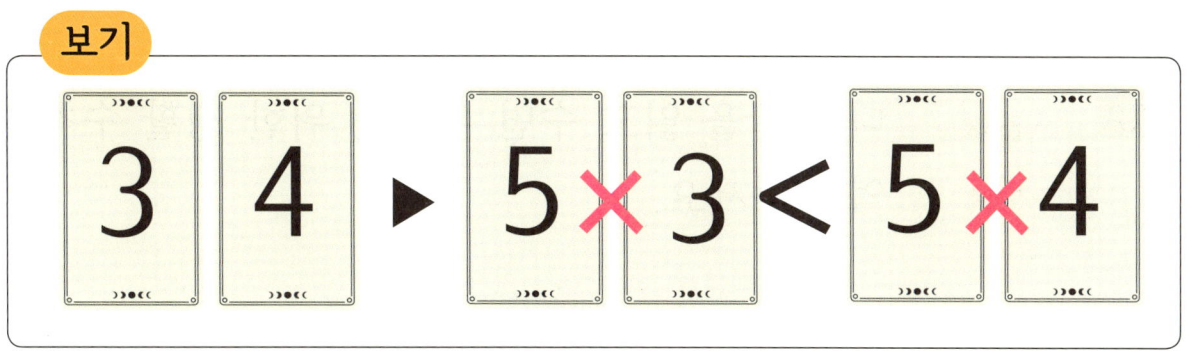

1. 5 3 ▶ 2+ ☐ < 2+ ☐

2. 0 1 ▶ 3− ☐ = 2− ☐

3. 0 1 3 ▶ ☐ ×5 < ☐ 3

4. 4 8 16 ▶ 8÷ ☐ > 16÷ ☐

24일

날짜: _____ 년 ___ 월 ___ 일 ___ 요일 날씨: _____
시작 시각: ___ 시 ___ 분   마친 시각: ___ 시 ___ 분

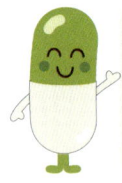 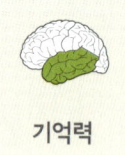
기억력

다음 글을 읽고 수면 위생을 위한 생활 수칙을 잘 기억해 두세요.

> 김미숙 할머니는 매일 밤마다 잠을 주무시지 못합니다. 밤 10시에 잠자리에 들면 12시가 되어도 잠들지 못하신다고 합니다.
>
> 이렇게 밤마다 쉽게 잠에 들지 못하는 것을 보통 '불면증'이라고 하죠. 그러나 잠을 잘 자는 것은 우리 삶에서 꼭 필요하고 건강을 위해서도 매우 중요하지요.
>
> 우리가 수면 건강을 위해 지켜야 할 생활습관을 수면 위생이라고 하는데요, 다음은 수면 위생을 위한 생활 수칙입니다. 잘 읽고 기억하셔서 불면증이 있는 어르신은 생활 속에서 잘 지켜보세요!

수면 위생을 위한 생활 수칙

1. 낮잠을 가급적이면 피한다
2. 잠자리에 누워 있는 시간을 일정하게 한다.
3. 잠자리에 들기 약 2시간 전에 더운물로 목욕을 한다.
4. 잠이 오지 않을 경우에는, 침대에 억지로 누워 있지 않고 일어나 단순한 작업을 한다.
5. 매일 규칙적으로 운동을 한다.
6. 커피, 홍차, 초콜릿 등을 피한다.

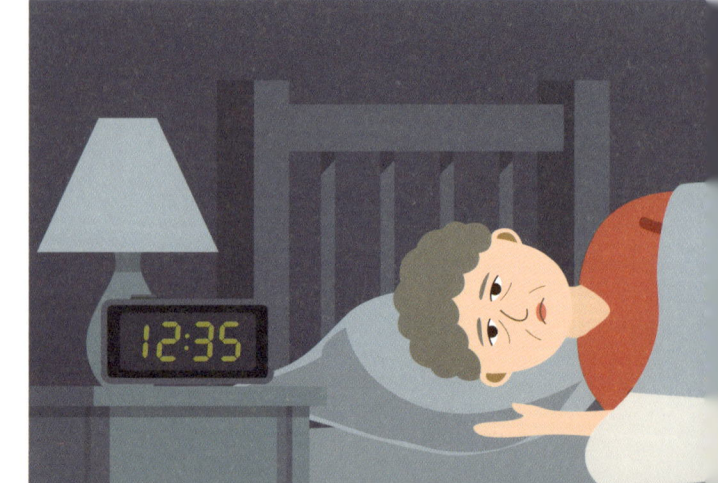

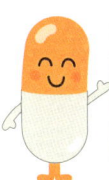 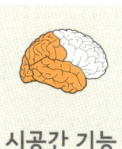 다음 빈곳에 들어갈 그림 조각이 무엇인지 번호에 ◯ 표시해 보세요.

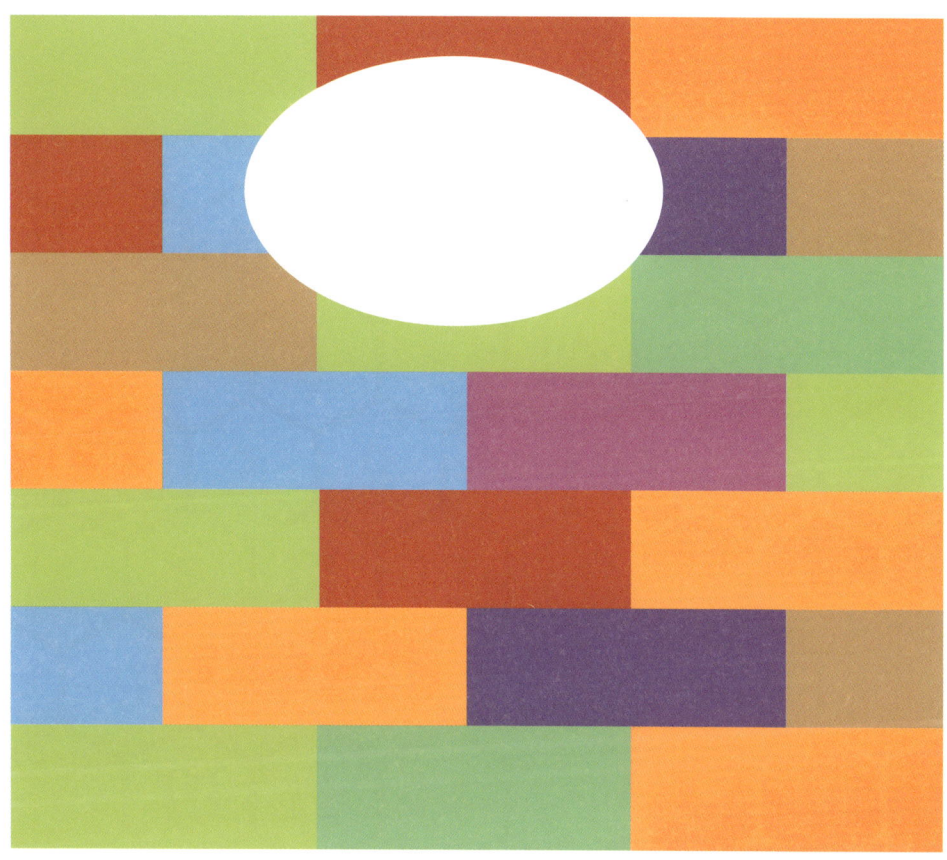

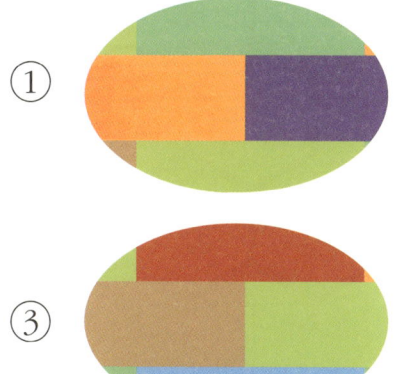

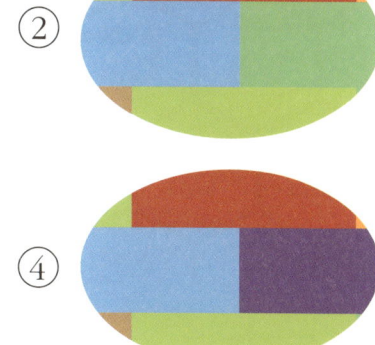

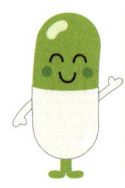 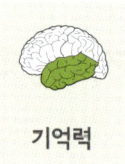

기억력

앞 장(92쪽)에서 수면 위생을 위한 생활수칙에 대한 설명을 기억하셨나요? 다음 설명이 맞으면 ○, 틀리면 ×에 표시해 보세요.

1. 낮잠을 가급적이면 피한다 　　　　　　　　　(○ | ×)

2. 잠자리에 누워 있는 시간은 일정하지 않아도 된다.

(○ | ×)

3. 잠자리에 들기 약 2시간 전에 찬물로 목욕을 한다.

(○ | ×)

4. 잠이 오지 않을 경우에는 침대에 억지로 누워 있지않고 일어나 단순한 작업을 한다. 　　　　　　　　　(○ | ×)

5. 매일 규칙적으로 운동을 한다. 　　　　　　　(○ | ×)

6. 자기 전에 초콜릿을 먹는다. 　　　　　　　　(○ | ×)

* 알아두기!
- 잠자리에 누워 있는 시간이 일정하다는 것은 예를 들어 수면 시간을 8시간으로 결정했으면 잠을 잤는지의 여부와 관계없이 눕기 시작한 순간부터 8시간이 지나면 침대에서 일어나야 합니다.

25일

날짜: ____년 ____월 ____일 ____요일 날씨: ____
시작 시각: ____시 ____분   마친 시각: ____시 ____분

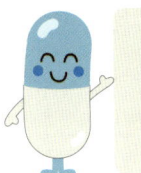 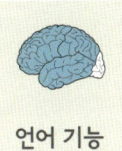
언어 기능

다음 제시한 단어로 하나의 문장을 만들어 보세요.

1. 배추, 김치

2. 계곡, 물고기

3. 자동차, 주유소

4. 눈, 대중교통

5. 콩, 맷돌, 두부

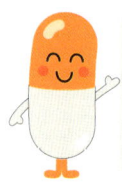 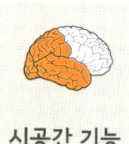

다음 동물과 사물의 앞 방향과 맞는 화살표끼리 선으로 연결해 보세요.

1.

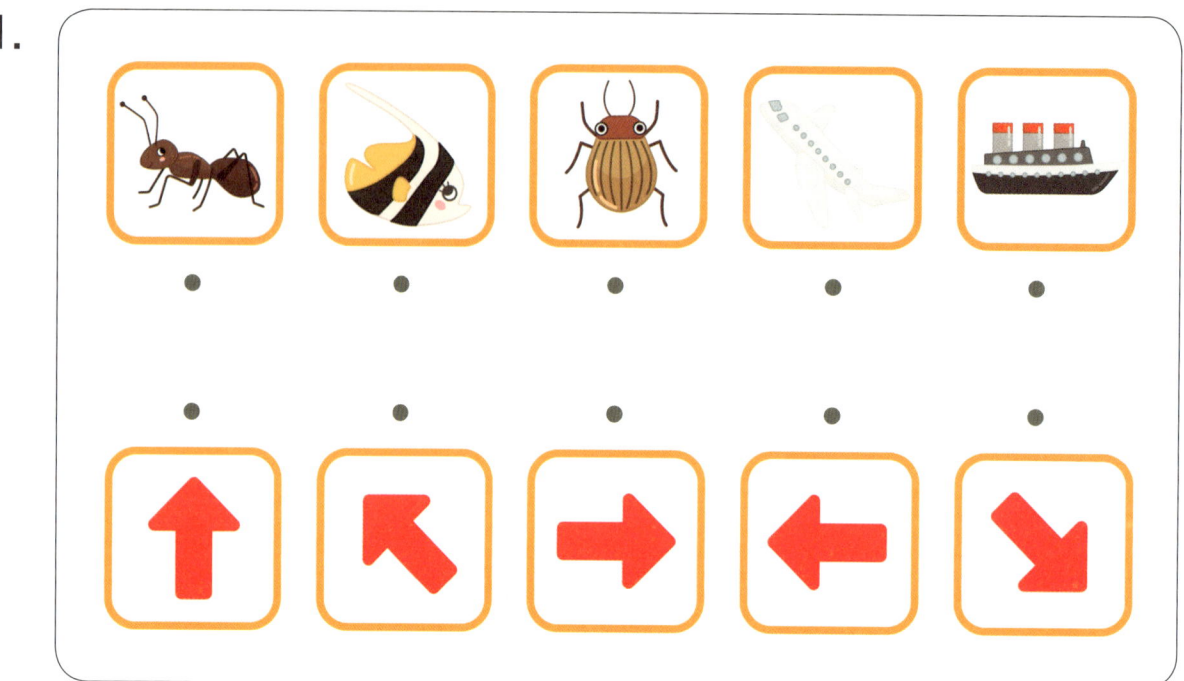

2.

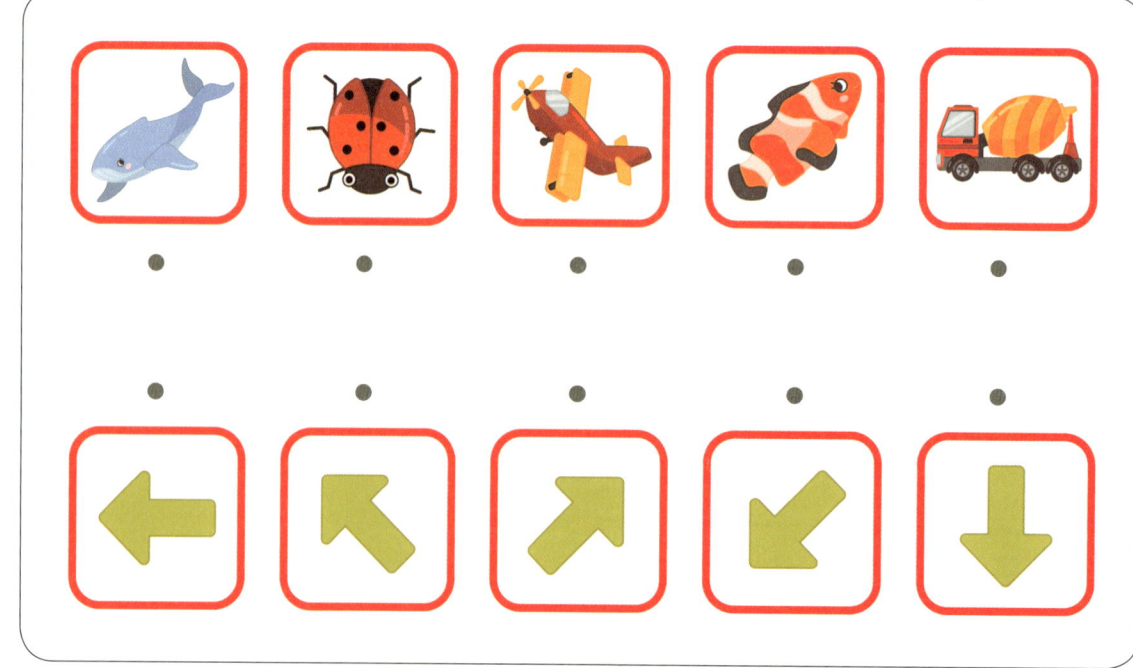

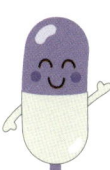 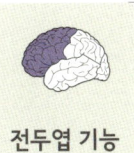

다음에서 좌우 얼마인지 각각 계산한 후 같은 금액끼리 선으로 연결해 보세요.

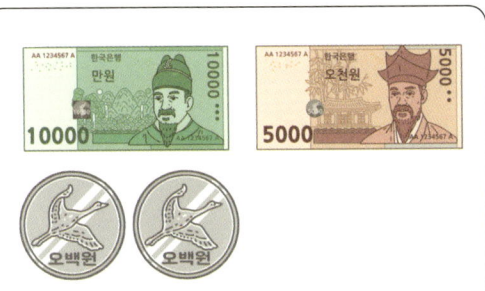 • •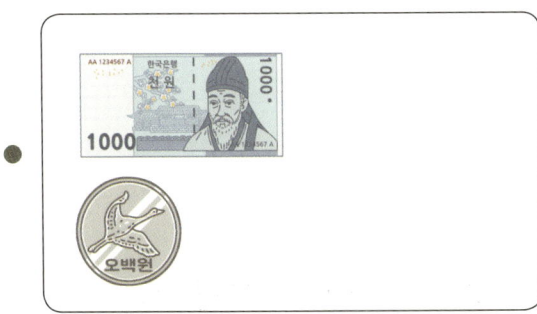

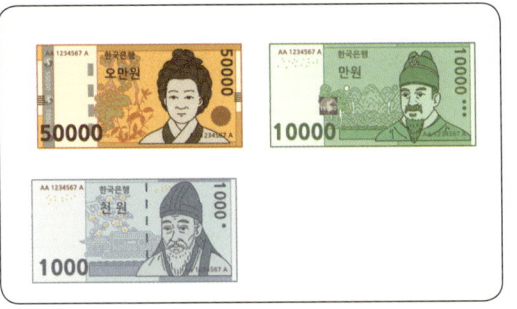 • •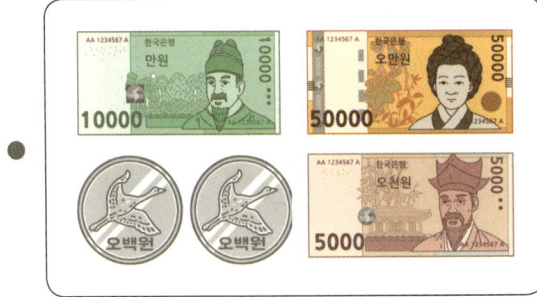

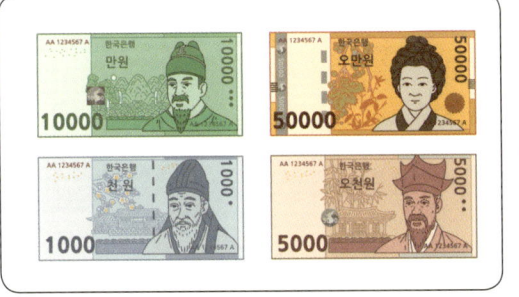 • •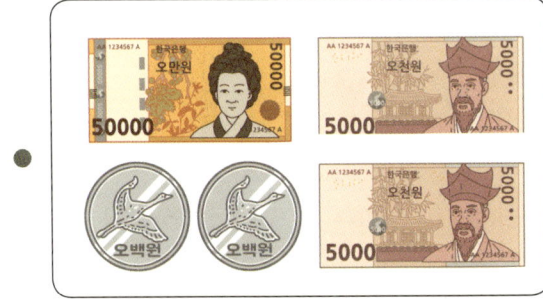

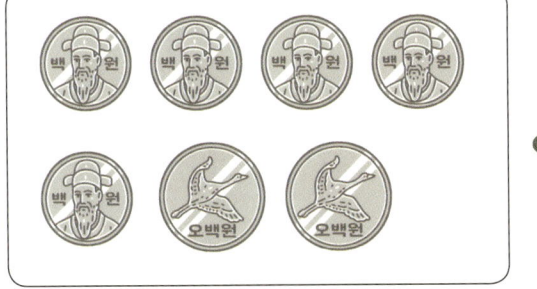 • •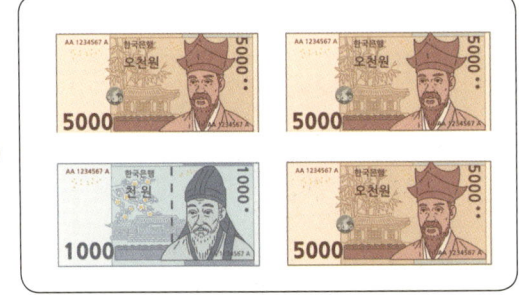

26일

날짜: ___년 ___월 ___일 ___요일 날씨: ___
시작 시각: ___시 ___분 마친 시각: ___시 ___분

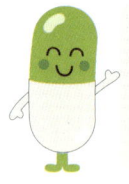 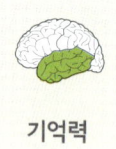
기억력

다음 애완동물 3마리의 이름을 잘 기억해 두세요. 설명을 읽으면 애완동물의 이름을 왜 이렇게 지었는지 이해되어 기억하기 훨씬 쉬워진답니다.

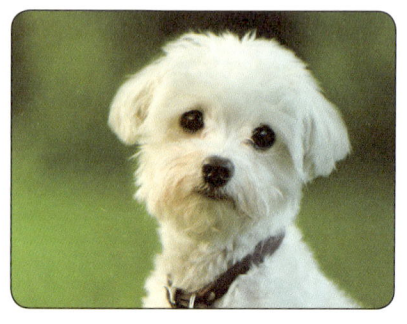

이름: **흰둥이**

설명: 새하얀 털 색이 매력적인 강아지입니다. 순둥순둥한 성격으로 가족의 사랑을 독차지 하고 있어요.

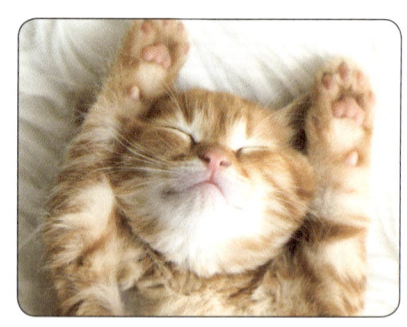

이름: **낙엽이**

설명: 가을에 태어나고 털 색이 갈색이여서 붙여진 이름입니다. 잠이 많고 침대에 누워있기를 좋아합니다.

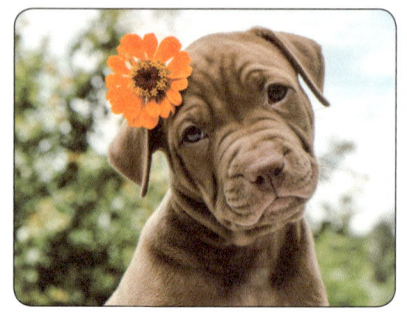

이름: **꽃순이**

설명: 외모와 달리 꽃을 좋아하는 암컷 강아지에요. 꽃과 함께 사진찍기를 좋아합니다.

주의력

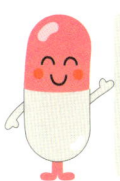

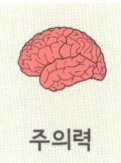

다음 그림을 보고 문제를 풀어 보세요.

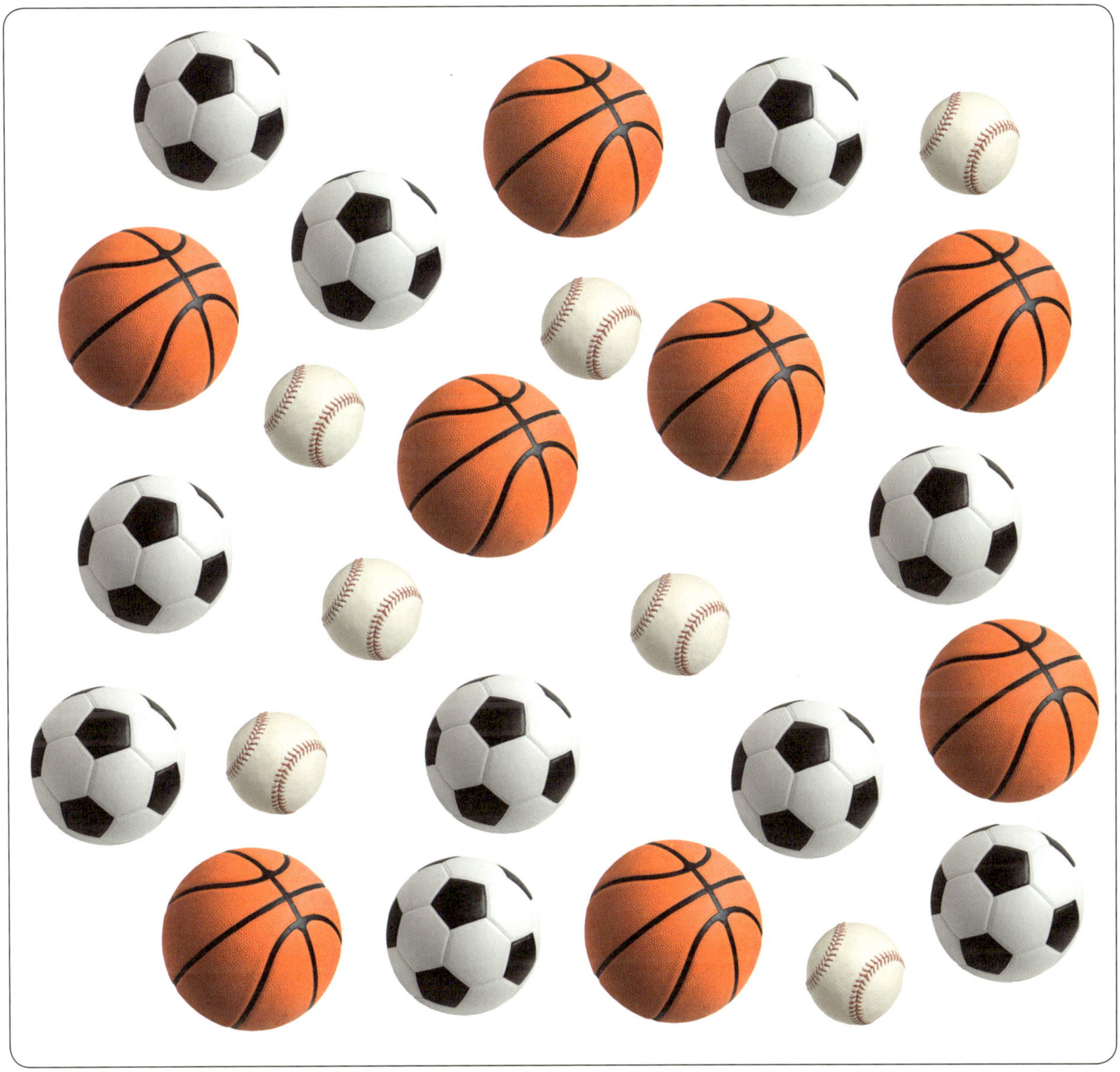

1. 농구공 은 모두 몇 개 인가요? ( ) 개

2. 축구공 은 모두 몇 개 인가요? ( ) 개

3. 야구공 은 모두 몇 개 인가요? ( ) 개

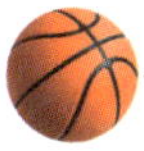

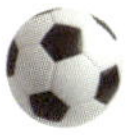

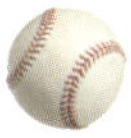

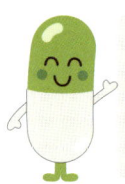 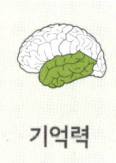 앞 장(98쪽)에서 기억한 애완 동물의 이름을 적어 보세요.

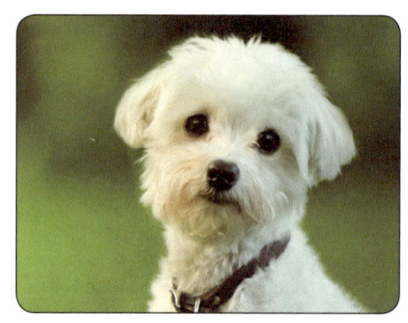

이름: (   )

설명: 새하얀 털 색이 매력적인 강아지입니다. 순둥순둥한 성격으로 가족의 사랑을 독차지 하고 있어요.

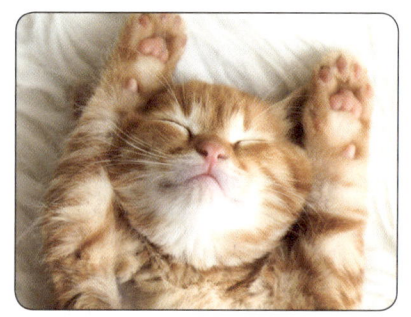

이름: (   )

설명: 가을에 태어나고 털 색이 갈색이여서 붙여진 이름입니다. 잠이 많고 침대에 누워있기를 좋아합니다.

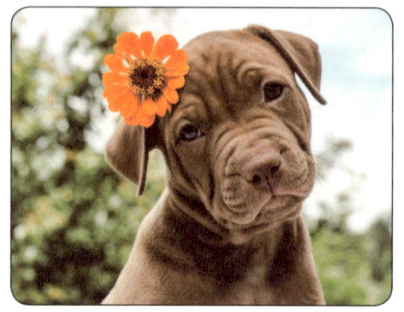

이름: (   )

설명: 외모와 달리 꽃을 좋아하는 암컷 강아지에요. 꽃과 함께 사진찍기를 좋아합니다.

27일

날짜: _____년 ___월 ___일 ___요일 날씨: ___
시작 시각: ___시 ___분   마친 시각: ___시 ___분

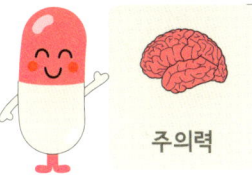
주의력

다음에서 'ㅇ'이 들어간 글자는 모두 몇 개 인가요?

(   ) 개

동	국	강	만	다	루
민	방	토	안	샷	원
호	신	간	고	징	굴
차	주	통	달	도	먹
태	영	늘	기	서	그
온	나	둥	놀	종	겠
습	떨	졌	양	네	근
엿	본	마	죽	이	들

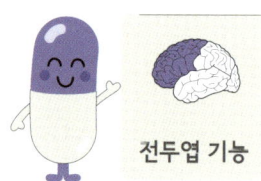

숫자(1,2,…)와 한글(가,나,…)을 순서대로 번갈아가면서 적어 보세요. 숫자만 먼저 다 적거나, 한글만 먼저 다 적지 마시고 반드시 번갈아가며 생각하여 적어 보세요.

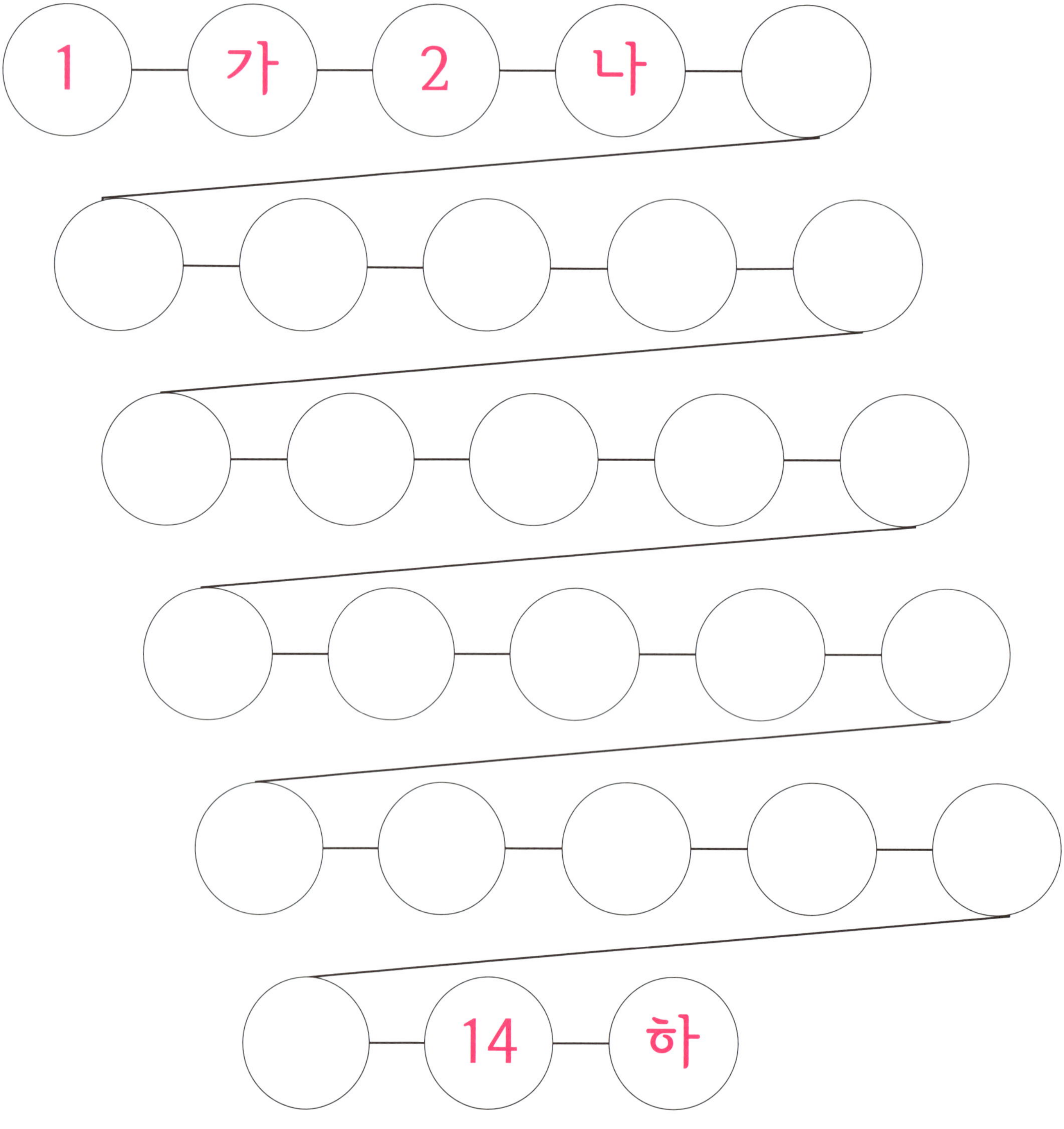

1 — 가 — 2 — 나 — ◯

◯ — ◯ — ◯ — ◯ — ◯

◯ — ◯ — ◯ — ◯ — ◯

◯ — ◯ — ◯ — ◯ — ◯

◯ — ◯ — ◯ — ◯ — ◯

◯ — 14 — 하

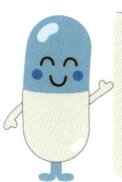
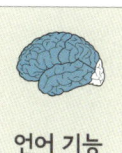

다음 계산 문제를 풀어 보세요.

```
  15        22        65
+  7      +  8      + 16
----      ----      ----


  21        53        80
-  5      -  8      - 12
----      ----      ----


  12        23        54
×  4      ×  6      ×  8
----      ----      ----


  40        56        84
÷  2      ÷  4      ÷  6
----      ----      ----
```

28일

날짜: _____ 년 ___ 월 ___ 일 ___ 요일 날씨: _____
시작 시각: ___ 시 ___ 분   마친 시각: ___ 시 ___ 분

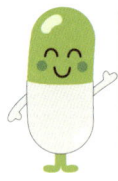 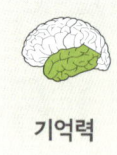
기억력

다음 그림을 보고 (   )에 공통점을 적어 보세요. 그리고 각각의 그림을 잘 기억해 두세요.

1. 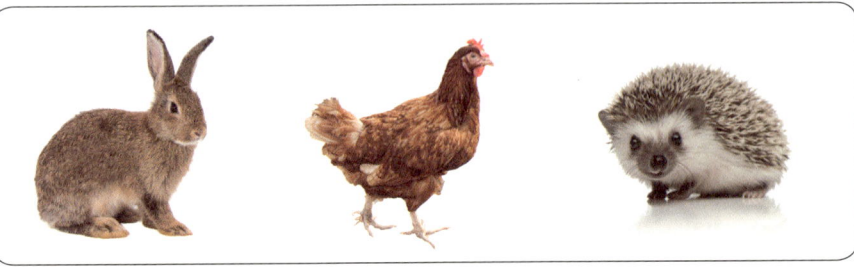   공통점?
(   )

2. 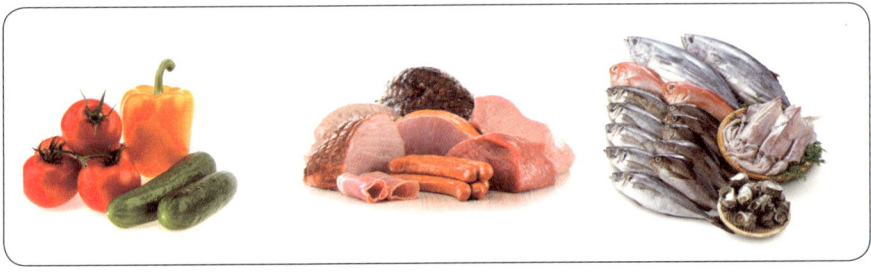   공통점?
(   )

3. 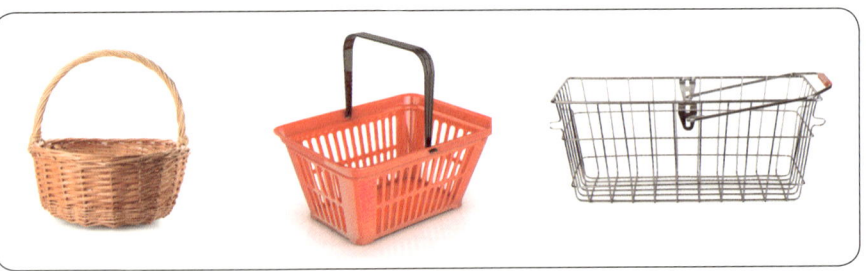   공통점?
(   )

4. 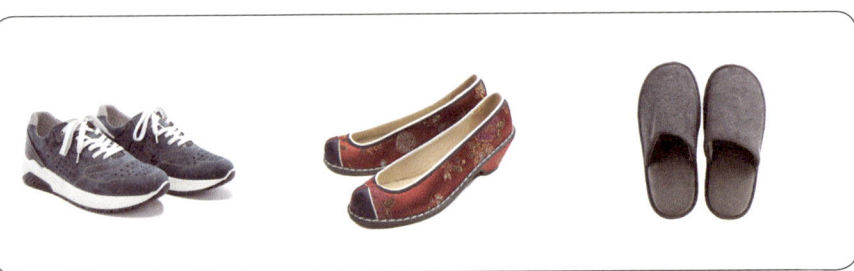   공통점?
(   )

다음 보기 의 규칙을 적용하여 나비가 꽃을 찾아가는 길을 선으로 그어보세요.

보기

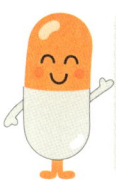

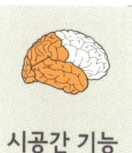

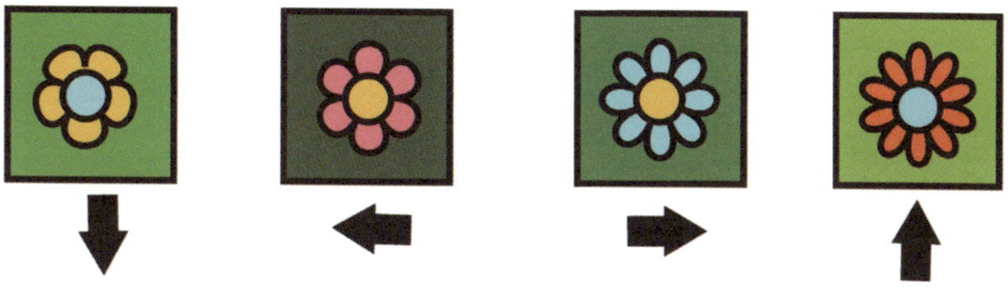

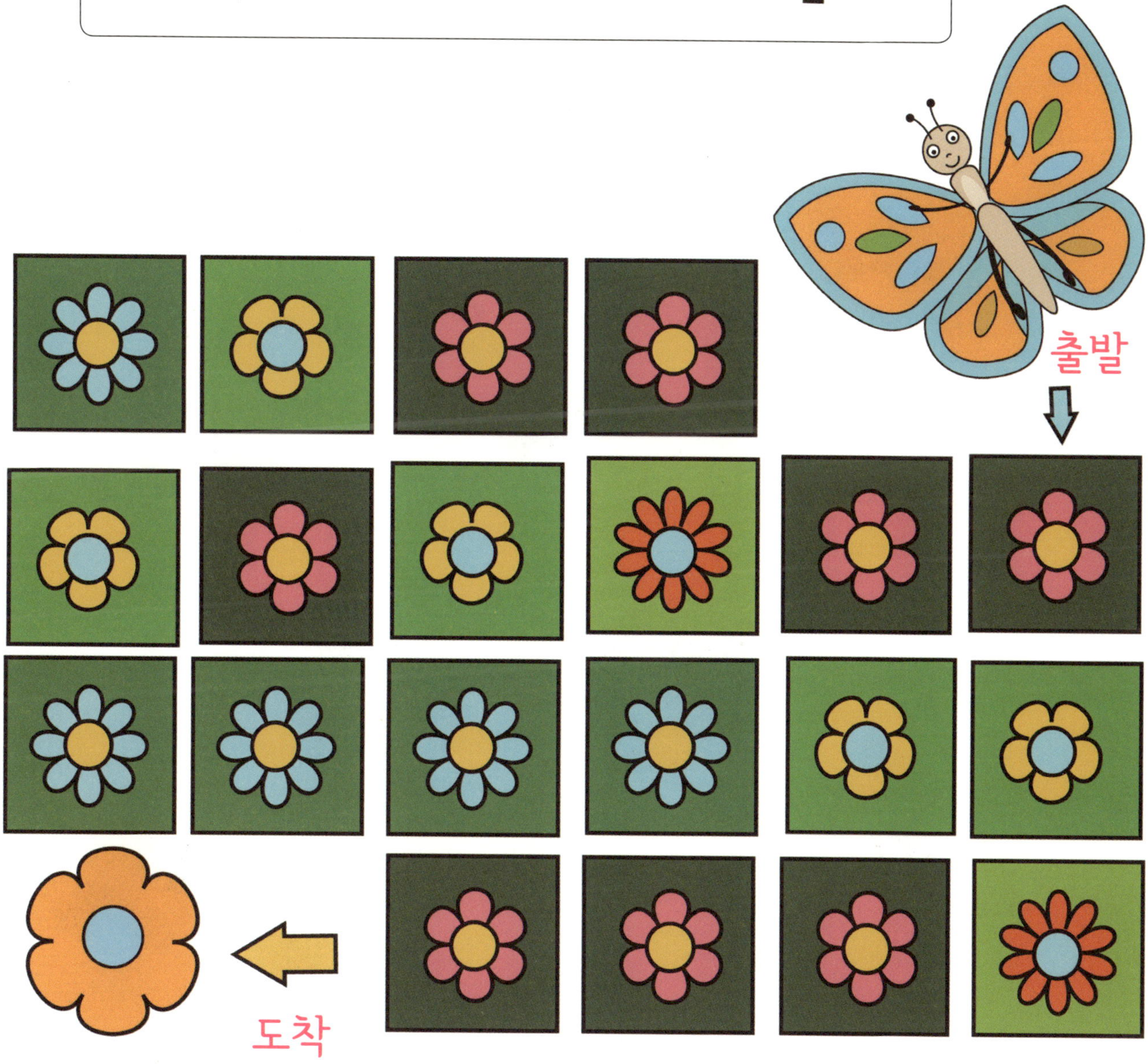

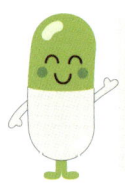 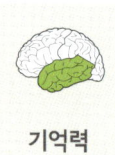

앞 장(104쪽)의 그림을 떠올려 보세요. 그리고 앞 장에 없었던 그림을 찾아 ○ 표시해 보세요.

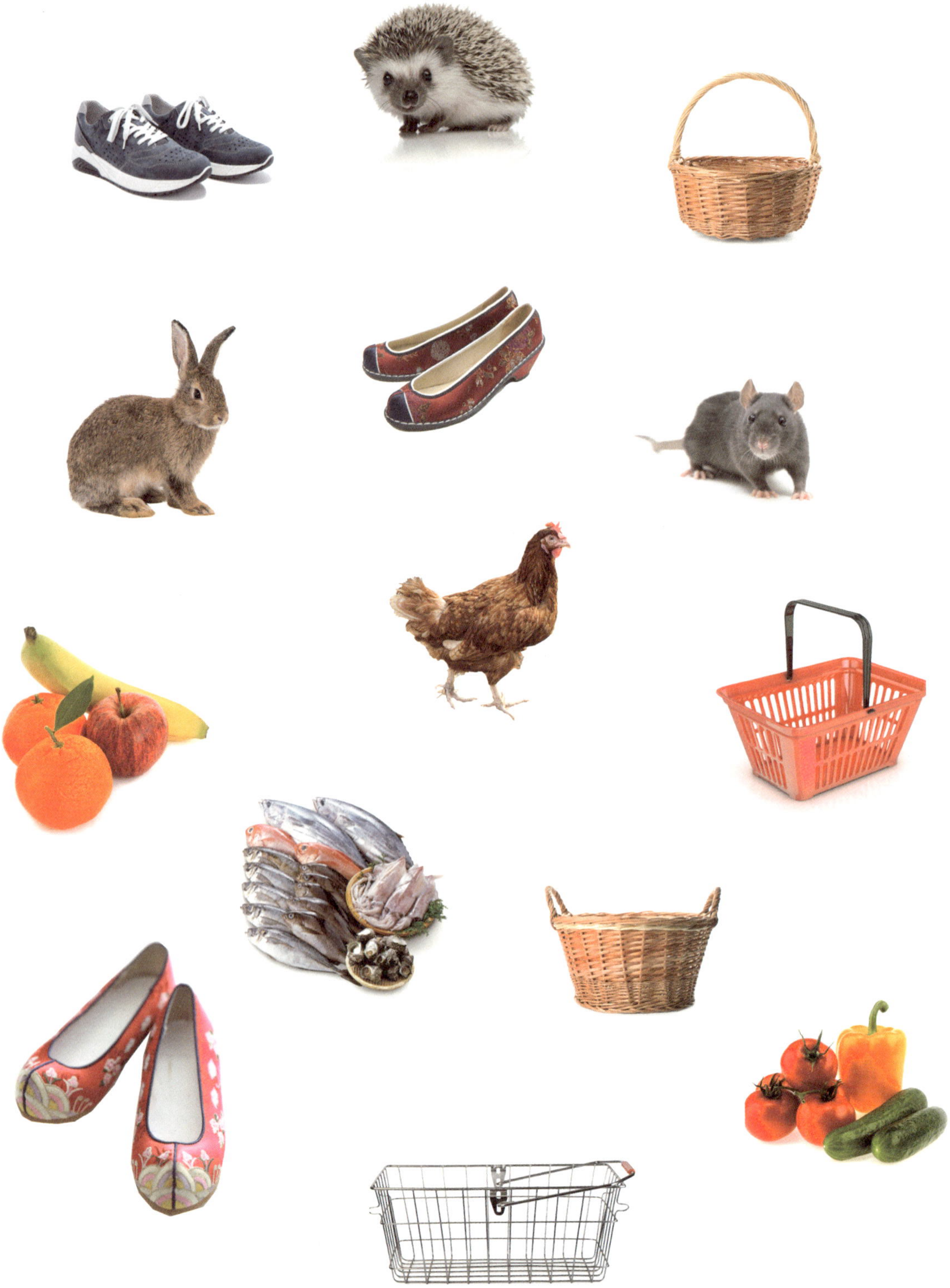

29일

날짜: _____년 ___월 ___일 ___요일 날씨: _____
시작 시각: ___시 ___분   마친 시각: ___시 ___분

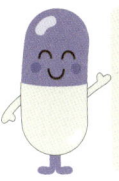 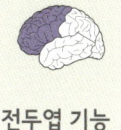

다음 그림을 보고 가장 적당한 속담은 몇 번일까요?
(   )

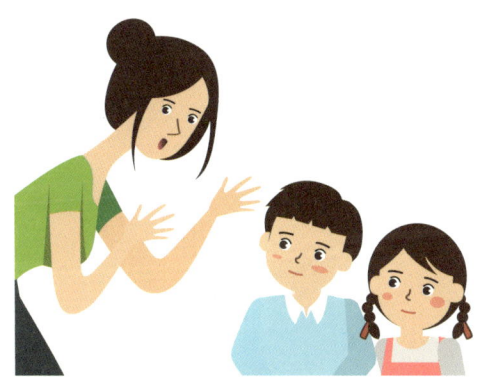

엄마 지갑에서 돈을 꺼내 간 사람이 누구지?

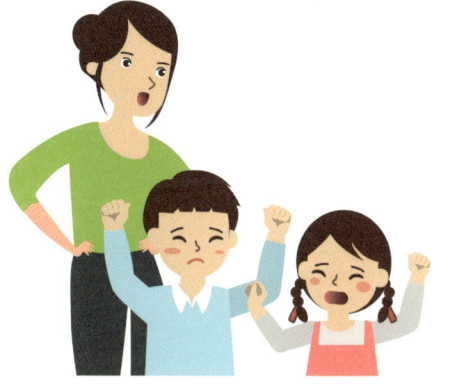

뭐라고? 가져가지 않았다고? 가족이라도 함부로 엄마 지갑에 손대는 건 도둑질과 같은 거야!

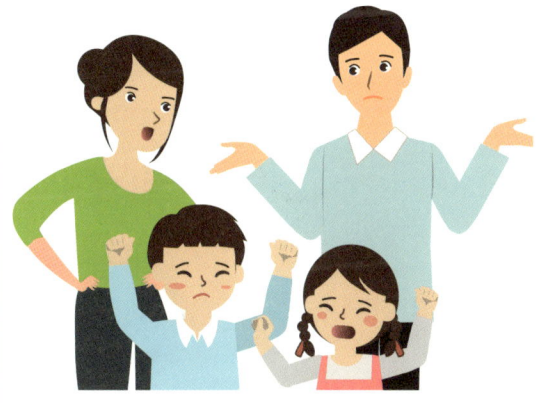

여보, 애들이 뭘 잘못했다고 그래요. 필요한 일이 있었겠죠.

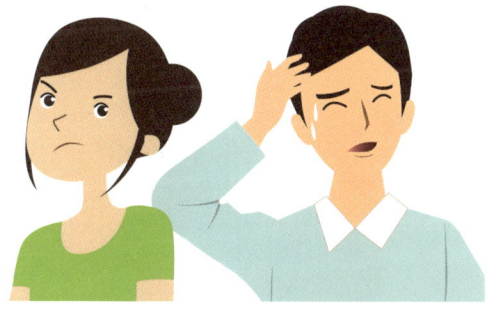

아무리 자식이 예뻐서 편을 들어도 유분수지. 제대로 따끔하게 가르쳐야 해요.

① 가재는 게 편.
② 믿는 도끼에 발등 찍힌다.
③ 도둑이 제 발 저린다.
④ 윗물이 맑아야 아랫물이 맑다.

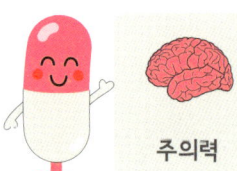

다음 보기 와 똑같은 그림을 찾아 ○ 표시해 보세요.

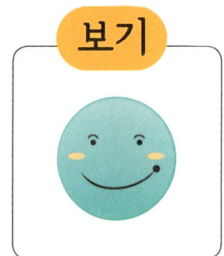

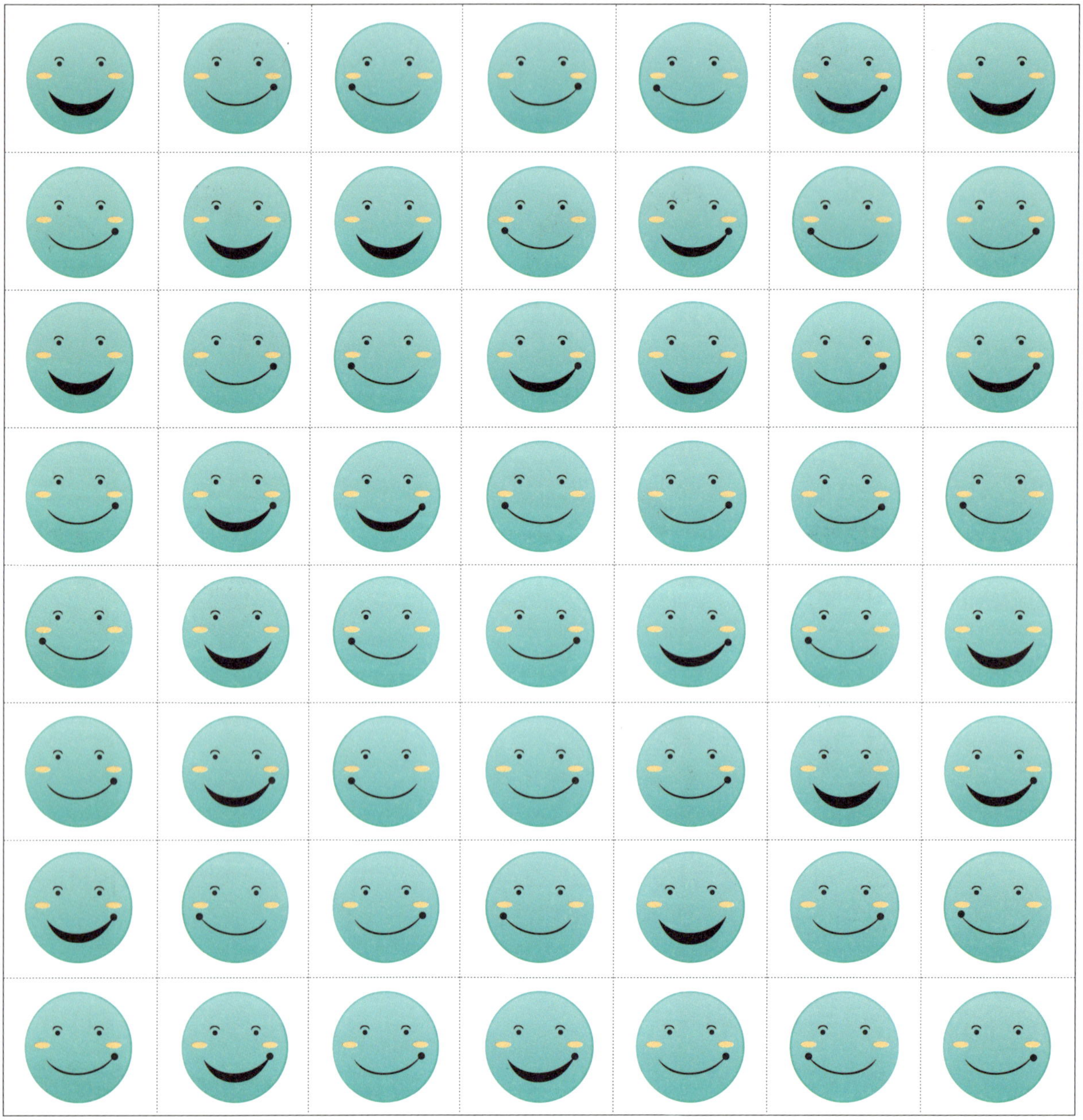

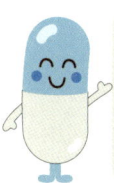 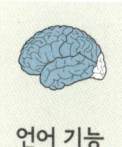

언어 기능

다음에서 서로 어울리는 표현을 찾아서 선으로 연결해 보세요.

간장이	•	•	귀여워요
물이	•	•	들어요
자동차는	•	•	기어가요
빨래를	•	•	시원해요
설탕이	•	•	잡아요
노래를	•	•	내려요
아기가	•	•	널어요
강도를	•	•	짜요
거북이가	•	•	빨라요
눈이	•	•	달아요

30일

날짜: _____ 년 ___ 월 ___ 일 ___ 요일 날씨: _____
시작 시각: ___ 시 ___ 분   마친 시각: ___ 시 ___ 분

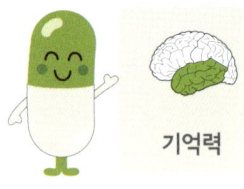

다음은 치매 예방에 좋은 두부 샐러드 요리법입니다. 두부 샐러드 만드는 방법을 잘 읽고 기억해 두시고, 건강을 위해서 직접 만들어 드셔 보세요!

재료 : 두부 반모, 양파 1/3개, 방울토마토 3알, 소금 조금, 아몬드 슬라이스 적당량, 양상추 1/4통, 올리브유, 레몬즙, 후추, 검은깨 약간.

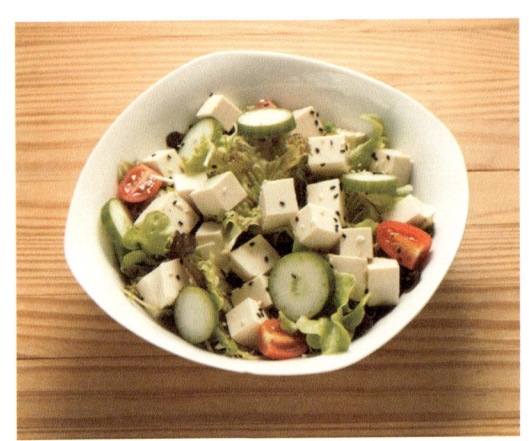

만드는 순서

1. 두부와 방울토마토를 한입 크기로 잘라 물기를 제거합니다.
2. 양상추와 양파를 적당한 크기로 자르고 물기를 뺍니다.
3. 팬에 올리브유를 두르고 두부를 노릇하게 구워 놓습니다.
4. 접시에 양상추를 깔고 두부와 양파, 방울토마토, 아몬드 슬라이스를 적당량 올려놓습니다.
5. 올리브유, 레몬즙, 후추, 검은깨를 섞어 드레싱을 만들어 먹기 전에 뿌려줍니다.

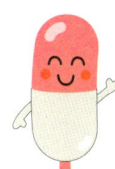
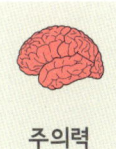

주의력

다음은 '개미와 베짱이' 동화의 일부분입니다. 이야기를 읽으면서 '은', '는', '이', '가' 글자를 모두 찾아 ○ 표시해 보세요. 주의하셔야 할 점은 '은'만 찾아서 '는'만 찾아서 '이'만 찾아서 '가'만 찾아서 표시하시면 안 됩니다. 반드시 문장을 읽어가면서 표시해 보세요.

매미가 우는 어느 여름날이었어요.

베짱이가 그늘진 나무 아래 앉아 한가롭게 노래를 부르고 있었어요.

그런데 옥수수밭에선 개미가 열심히 일을 하고 있었어요.

잘 익은 옥수수를 한 알 한 알 바구니에 담고 있지요.

개미는 바구니에 가득찬 노란 옥수수알을 들고 집으로 향했어요.

베짱이가 부지런히 일하는 개미를 보고 이야기 했어요.

"개미야 이렇게 날이 좋은데 왜 일을 하는거야?"

개미가 말했어요.

"다가올 겨울을 준비해야지."

개미의 말에 베짱이가 깔깔 거리며 웃었어요.

"지금은 여름이야! 겨울이 오려면 멀었다고."

베짱이가 개미를 비웃었지만 개미는 열심히 일했어요.

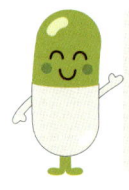 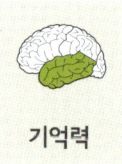
기억력

앞 장(110쪽)의 두부 샐러드 만드는 방법을 기억하셨죠? 다음의 문제를 풀어 보세요.

1. 두부 샐러드에 들어가지 않은 재료는 무엇인가요? (   )

   ① 치커리   ② 두부   ③ 양파   ④ 양상추

2. 두부 샐러드 요리법을 맞는 순서대로 (   )에 번호를 적어 보세요.

   ① 올리브유, 레몬즙, 후추, 검은깨를 섞어 드레싱을 만들어 먹기 전 뿌려줍니다.
   ② 두부와 방울토마토를 한입크기로 잘라 물기를 제거합니다.
   ③ 양상추와 양파를 적당한 크기로 자르고 물기를 뺍니다.
   ④ 팬에 올리브 오일을 두르고 두부를 노릇하게 구워 놓습니다.
   ⑤ 접시에 양상추를 깔고 두부와 양파, 방울토마토, 아몬드슬라이스를 적당량 올려놓습니다.

   (   ) (   ) (   ) (   ) (   )

* 알아두기!
- 두부는 단백질과 필수아미노산의 소화 흡수율이 높고 콜레스테롤이 없어, 동맥경화나 고지혈증에 도움을 줍니다.
- 토마토는 비타민 K가 체내의 칼슘이 빠져나가는 것을 방지하여 골다공증 및 치매 예방에 효과가 있습니다.

매일매일 뇌의 근력을 키우는 치매 예방 문제집

365 Brain Fitness
365 브레인 피트니스

정 답

12

1일

날짜: 년   월   일   요일   날씨:
시작 시각: 시   분   마친 시각: 시   분

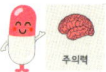 다음에서 바르게 적은 동물 이름 4개를 찾아 ○ 표시해 보세요.

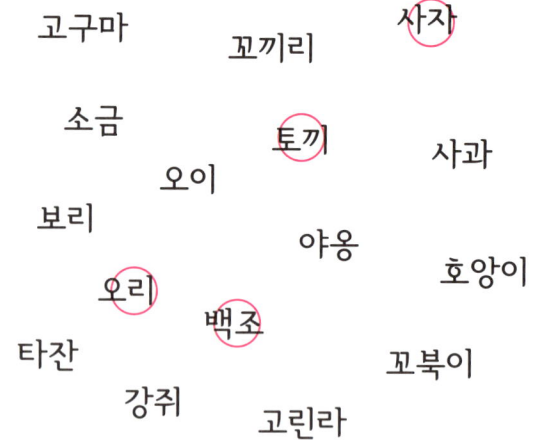

 다음 왼쪽 시계에 제시한 시간을 계산하여 오른쪽 시계에 직접 시계 바늘을 그려 넣어 보세요. 그리고 (   )에 몇 시 몇 분인지 적어 보세요.

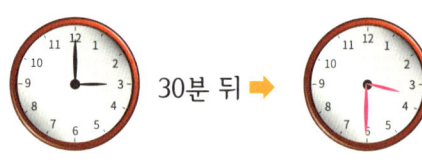
(3)시 (30)분

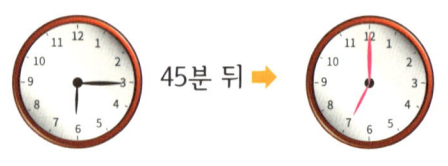
(7)시 (00)분

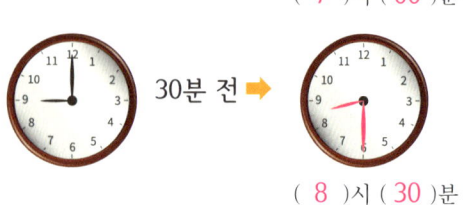
(8)시 (30)분

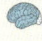 다음 글자를 조합하여 두 글자로 된 단어를 최대한 많이 만들어 적어 보세요.

고	단	오	영	군
밤	수	차	배	플
숲	기	도	항	사
두	도	개	잔	보

고단, 수영, 군밤, 개항, 기도, 풀숲, 사기, 오차, 밤차, 차고, 군항, 잔영, 보도, 보수, 보배, 사수, 단수 등

2일

날짜: 년   월   일   요일   날씨:
시작 시각: 시   분   마친 시각: 시   분

다음 카드를 잘 기억해 두세요. 그리고 뒷장(28쪽)으로 넘겨 문제를 풀어 보세요.

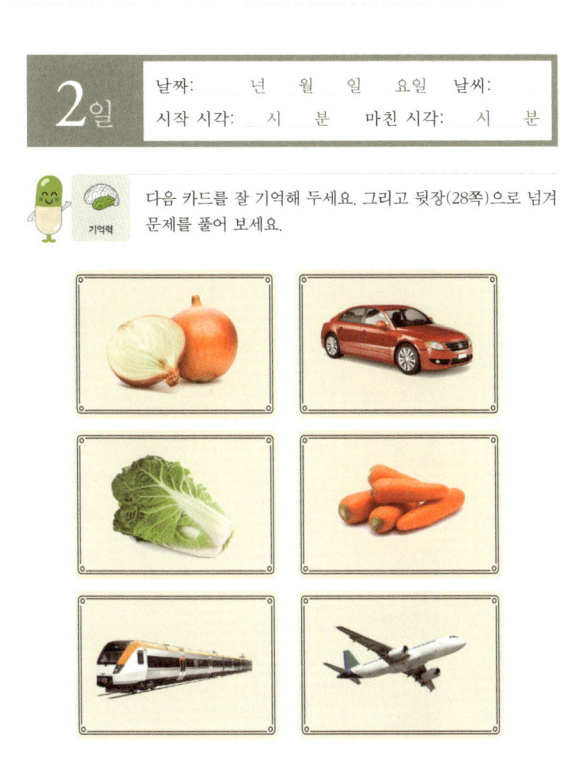

다음 두 그림을 비교하여 틀린 부분 7군데를 찾아 ○ 표시해 보세요.

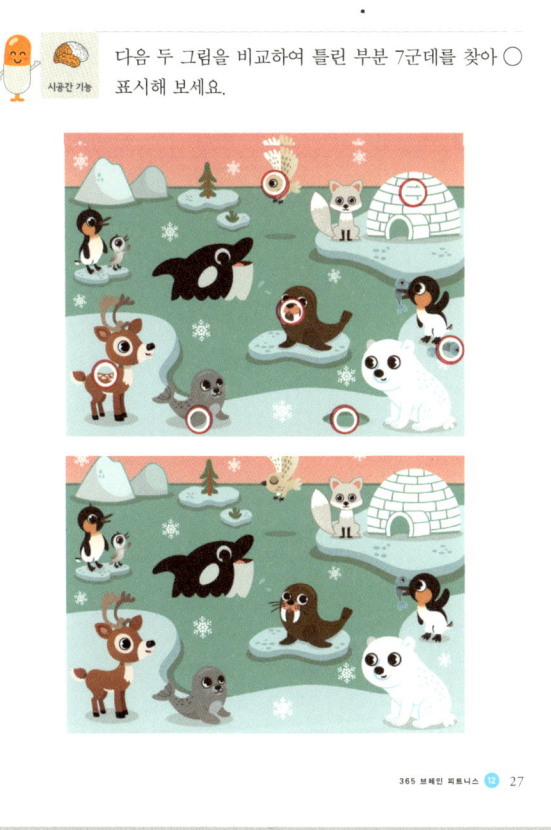

앞 장(26쪽)에 있던 카드가 아닌 것을 찾아 ○ 표시해 보세요.

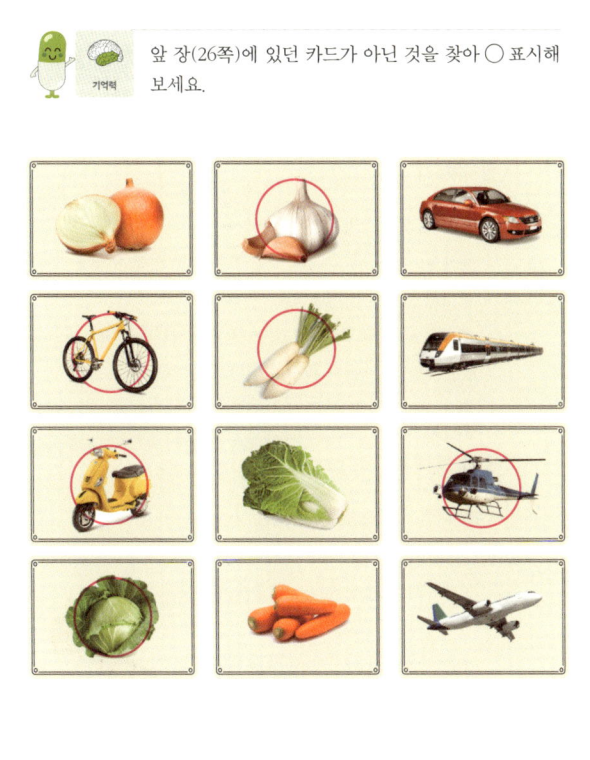

3일

날짜: 년   월   일   요일   날씨:
시작 시각: 시   분   마친 시각: 시   분

다음에서 ㄱ과 ㄴ의 개수를 세어 적어 보세요.

ㄱ (13)개   ㄴ (15)개

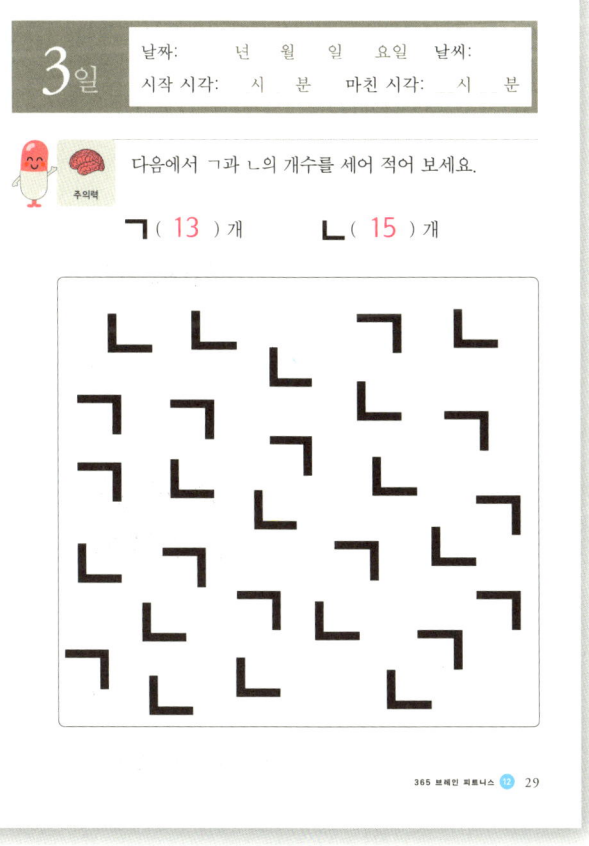

다음 제시어('새'와 '음식')와 관계되는 단어를 생각나는 대로 12개씩 적어 보세요.

제시어 새

* 제시어와 관계가 있다면 어떤 내용이든 답이 될 수 있습니다.

제시어 음식

* 제시어와 관계가 있다면 어떤 내용이든 답이 될 수 있습니다.

다음 그림을 보고 서로 맞물릴 수 있는 조각끼리 선으로 연결해 보세요.

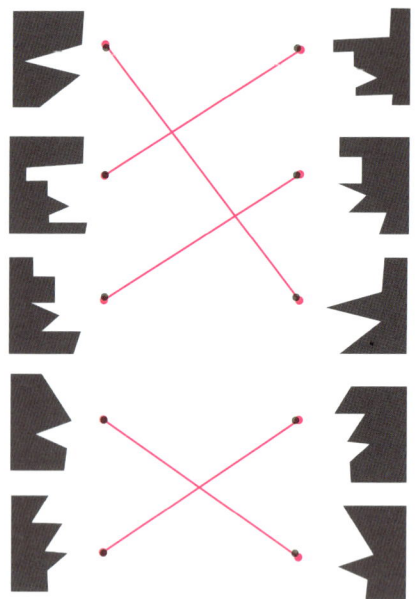

4일

날짜: 년 월 일 요일 날씨:
시작 시각: 시 분 마친 시각: 시 분

다음 두 사람의 전화 번호를 외우면서 해당 숫자 칸을 칠해 보세요. 전화기 번호의 위치를 같이 외운다면 훨씬 기억하기 쉬워진답니다. 잘 기억해 두세요.

 김미희
010-2588-1369
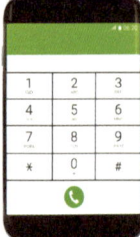

박진우
010-7789-2356
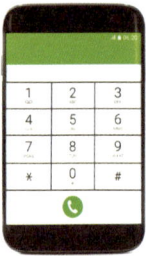

다음은 '빨래 하기', '편지 보내기'의 행동입니다. 순서에 맞게 □에 번호를 적어 보세요.

1. **빨래하기** 2 1 4 3 5
  ① 옷과 세제를 세탁기에 넣는다.
  ② 빨래통에서 옷을 꺼내어 색깔 옷과 흰옷을 분리한다.
  ③ 빨래를 꺼내 건조대에 하나씩 널어준다.
  ④ 세탁기 코스를 선택해서 누른 후 작동시킨다.
  ⑤ 옷을 하나씩 개어서 각각의 서랍에 넣어준다.

2. **편지 보내기** 4 1 5 2 3
  ① 잘 접어서 편지 봉투에 넣는다.
  ② 주소를 쓰고 우표를 붙인다.
  ③ 우체국에 가서 편지를 우체통에 넣는다.
  ④ 편지지에 편지를 쓴다.
  ⑤ 풀을 이용해서 봉투를 잘 밀봉한다.

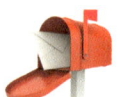

앞 장(32쪽)에서 김미희 님과 박진우 님의 전화번호를 외웠습니다. 전화기 번호판을 보면서 기억해 둔 번호를 적어 보세요.

김미희 010 - (2 5 8 8) - (1 3 6 9)

박진우 010 - (7 7 8 9) - (2 3 5 6)

5일

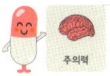 다음 보기를 보고 아래의 문제를 풀어 보세요.

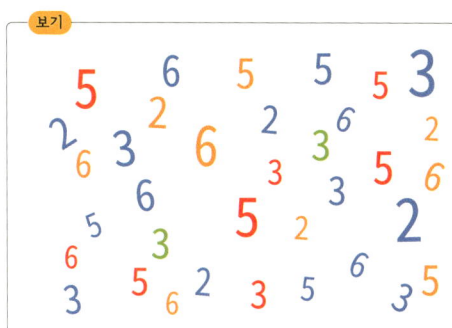

1. 빨간색 숫자 5는 모두 몇 개인가요? (5) 개
2. 초록색 숫자 3은 모두 몇 개인가요? (2) 개
3. 파랑색 숫자 2는 모두 몇 개인가요? (4) 개

 다음 글을 읽고 행동해야 할 순서를 ( ) 안에 적어 보세요.

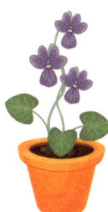
① 씨앗을 화분에 심어요.
② 화분, 삽, 씨앗, 물뿌리개를 준비해요.
③ 화분의 흙을 잘 정리하고 물을 뿌려요.
④ 흙을 삽으로 퍼서 화분에 넣어요.
(2) (4) (1) (3)

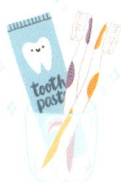
① 칫솔과 치약, 컵을 준비해요.
② 구석 구석 칫솔로 이를 닦아요.
③ 칫솔에 치약을 짜요.
④ 컵에 물을 받아서 물로 입을 헹궈요.
(1) (3) (2) (4)

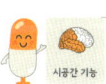 다음 그림에서 1~80까지의 숫자를 연결해 그림을 완성해 보세요.

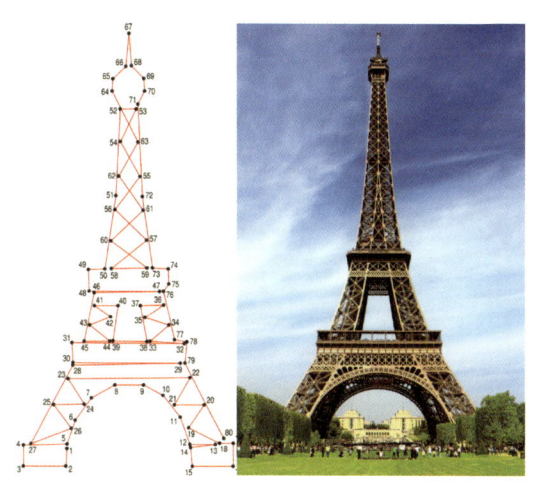

프랑스의 에펠탑

6일

날짜: 년 월 일 요일 날씨:
시작 시각: 시 분 마친 시각: 시 분

다음 그림의 위치와 모양을 잘 기억한 후에 뒷장(40쪽)으로 넘겨 문제를 풀어 보세요.

다음 컵의 깨진 조각을 보기 에서 찾아 ( )에 번호를 적어 보세요.

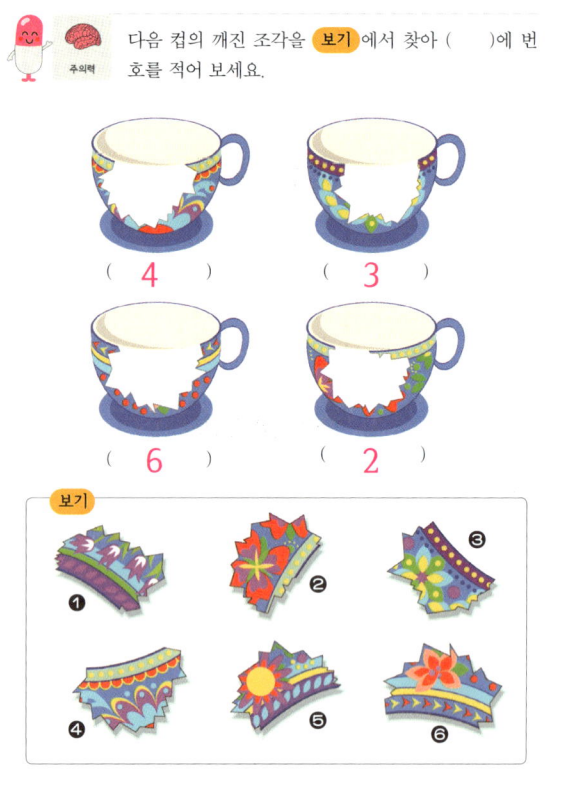

앞 장(38쪽)에서 본 그림을 기억하여 ?에 들어갈 그림을 보기 에서 찾아 번호를 적어 보세요.

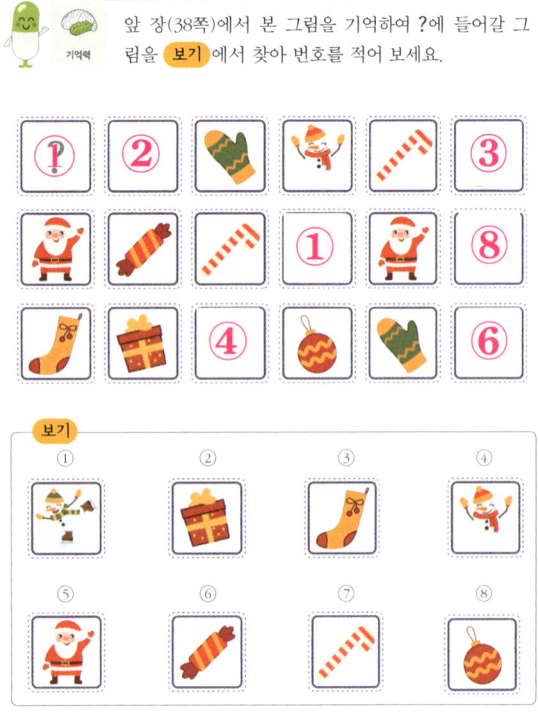

7일

날짜: 년 월 일 요일 날씨:
시작 시각: 시 분 마친 시각: 시 분

다음 단어와 맞는 설명을 찾아 선으로 연결해 보세요.

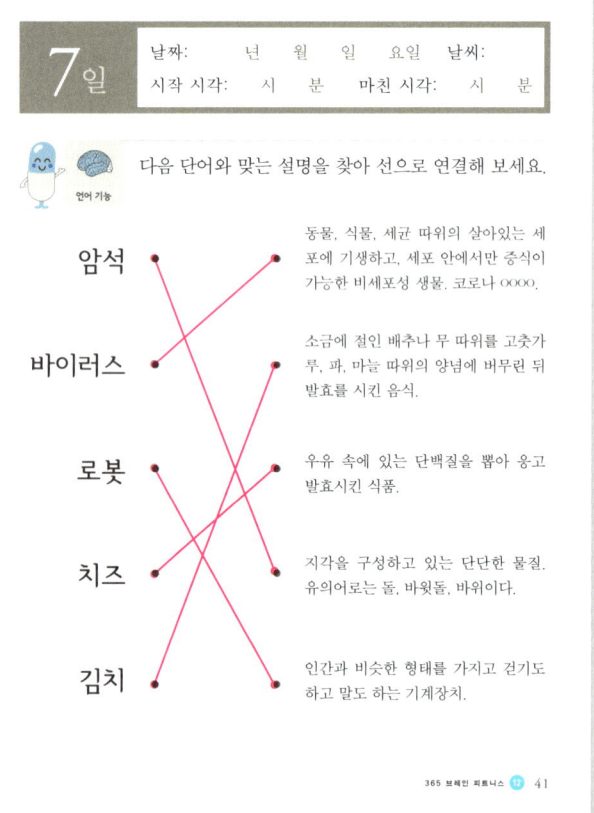

맨 왼쪽 단어의 범주에 해당되지 않는 것을 찾아 ○ 표시해 보세요.

1.	바다	해변	구름(○)	모래	파도
2.	날씨	구름	바람	향기(○)	비
3.	공구	도끼	톱	나무(○)	드릴
4.	꽃	민들레	장미	복숭아(○)	국화
5.	가구	쿠션(○)	의자	침대	식탁
6.	색깔	노랑	초록	빨강	물감(○)

맨 왼쪽에 있는 그림과 똑같은(모양, 방향) 그림을 찾아 ○ 표시해 보세요.

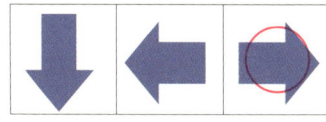
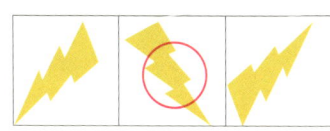
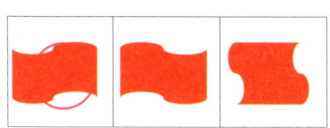
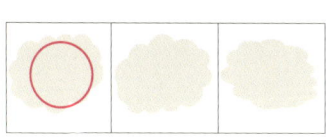

8일

날짜: 년 월 일 요일   날씨:
시작 시각: 시 분   마친 시각: 시 분

우리는 가끔 물건을 둔 곳을 잊어 버려요. 다음 소지품을 놓아둔 곳을 잘 기억해 두세요.

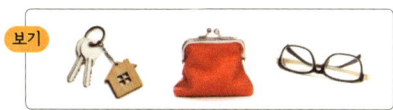
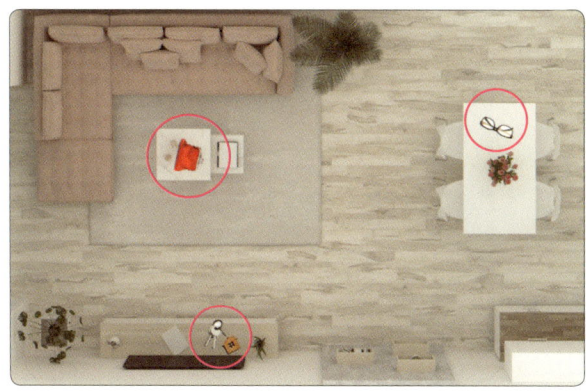

다음에서 모양과 색깔이 똑같은 자동차를 찾아 ○ 표시해 보세요.

앞 장(44쪽)에서 소지품을 놓아둔 장소를 떠올리며
🟢에 소지품 이름을 적어 보세요.

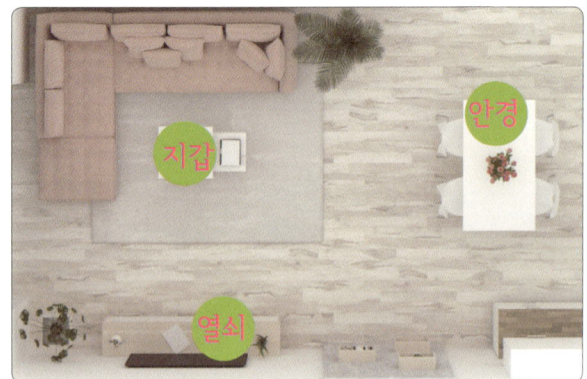

9일

날짜: 년   월   일   요일   날씨:
시작 시각: 시   분   마친 시각: 시   분

다음에서 글자 '강'이 모두 몇 개인지 세어 적어 보세요.
(**20**)개

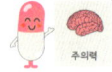

다음 제시한 자음의 과일 이름을 적어 보세요.

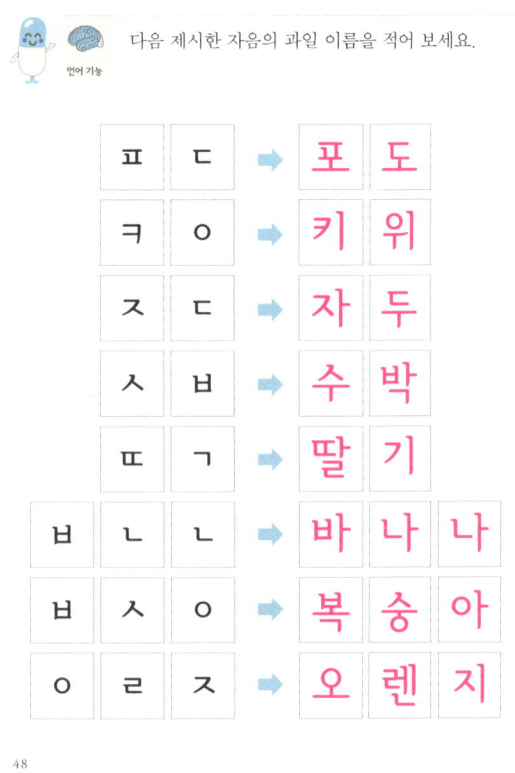

다음 그림을 색칠해 보세요. 단, 주어진 수식을 계산하고
그 답에 해당하는 색을 칠하셔야 합니다.

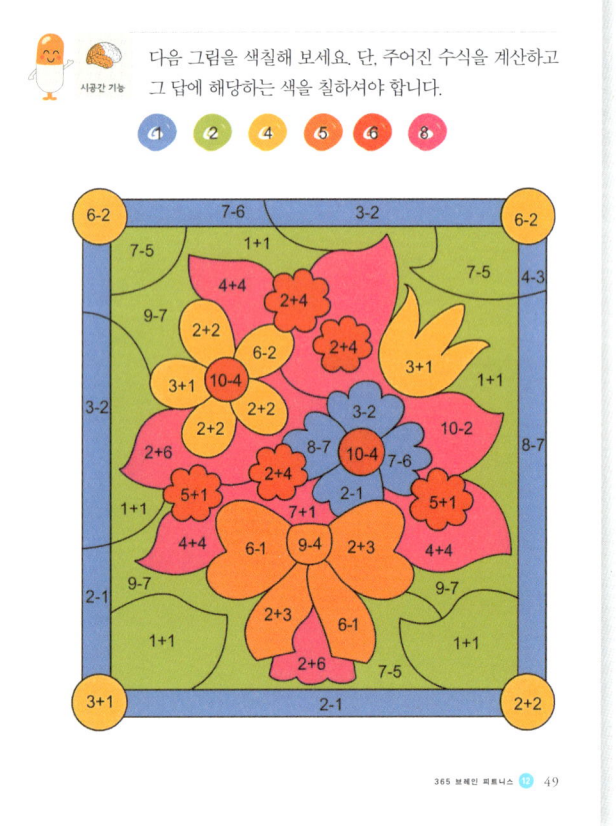

10일

날짜: 년 월 일 요일 날씨:
시작 시각: 시 분   마친 시각: 시 분

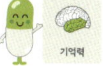 기억력

우리 동네 마트에서 여러가지 물건을 할인하여 판매하고 있네요. 사고 싶은 물건 3개를 고르고 각 물건의 가격을 네모 칸에 적고 기억해 두세요.

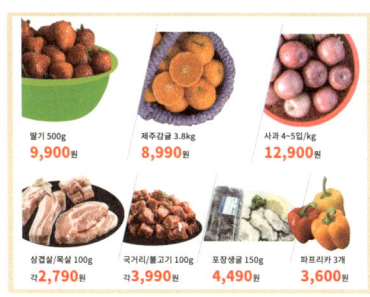

물건 이름	물건 가격

* 물건 이름과 가격이 같다면 정답입니다.

 전두엽 기능

다음에 해당하는 단어를 각각 10개 이상 네모 칸에 적어 보세요.

1. 한 글자 단어

꿈, 달, 곰, 밤, 길, 소, 꽃, 숨, 눈, 코, 입, 혀, 개 등등

2. 두 글자 단어

오리, 바다, 구름, 하늘, 마차, 친구, 개울, 바다, 기쁨 등등

3. 세 글자 단어

이발소, 고양이, 수돗가, 소나무, 피아노, 무지개 등등

기억력

앞 장(50쪽)에서 3개의 물건을 골랐습니다. 본인이 선택한 물건의 이름과 가격을 ☐에 적어 보세요.

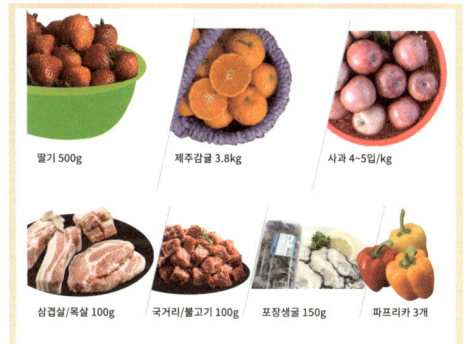

물건 이름	물건 가격

* 앞 장에 적은 물건 이름과 가격이 같다면 정답입니다.

11일

날짜: 년 월 일 요일 날씨:
시작 시각: 시 분   마친 시각: 시 분

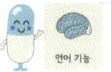 언어 기능

다음 보기 처럼 각각의 문장에서 "무엇을 하는"에 해당하는 부분에 밑줄을 그어 보세요.

보기

은정이는 어제 너무 피곤해서 12시간 동안 <u>잠을 잤어요</u>.

1. 선우는 지금 분식집에서 떡볶이를 <u>먹고 있어요</u>.
2. 고래가 입을 쩌억 벌리고 <u>하품을 하고 있어요</u>.
3. 서영이와 친구들이 바닷가에서 신나게 <u>수영을 해요</u>.
4. 아침에 닭이 "꼬끼오"하고 <u>우는</u> 소리에 깜짝 놀라 일어나요.
5. 엄마는 동생과 사이좋게 <u>노는</u> 모습을 보고 크게 칭찬해 주셨어요.
6. 할머니는 놀이터에서 <u>놀고 있는</u> 손자를 보며 웃고 계세요.
7. 갑자기 비가 쏟아져서 사람들이 편의점에 들어가 <u>우산을 사요</u>.

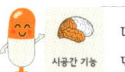 다음 그림을 180°로 돌렸을 때 어떤 모양이 될까요? 답에 ○ 표시해 보세요.

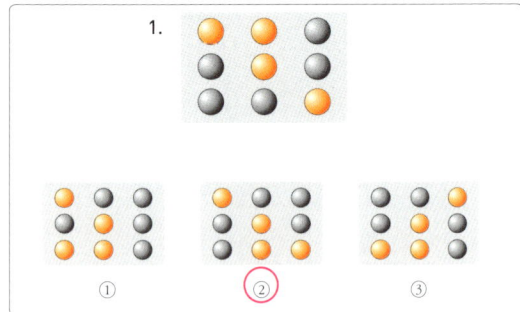

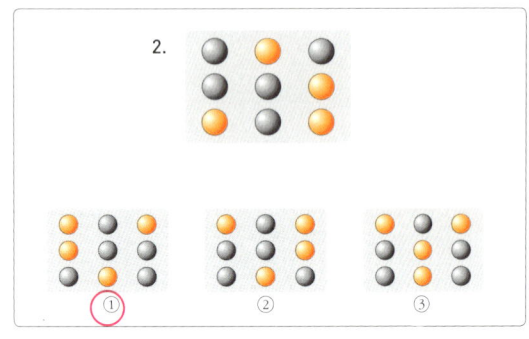

 다음 보기 의 규칙을 적용하여 계산해 보세요. 그리고 □에 답을 적어 보세요.

보기

$\boxed{} = 1 \quad \boxed{} = 7 \quad \boxed{} = 5$

$\boxed{} + \boxed{} = 8$

$\boxed{} + \boxed{} - \boxed{} = 15$

$\boxed{} - \boxed{} + \boxed{} = 11$

$\boxed{} + \boxed{} + \boxed{} = 15$

$\boxed{} + \boxed{} - \boxed{} + \boxed{} = 12$

$\boxed{} + \boxed{} - \boxed{} - \boxed{} = 0$

$\boxed{} = 9$

12일

날짜: 년 월 일 요일 날씨:
시작 시각: 시 분 마친 시각: 시 분

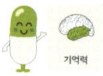 다음 도형의 모양과 위치를 잘 보고 기억해 두세요.

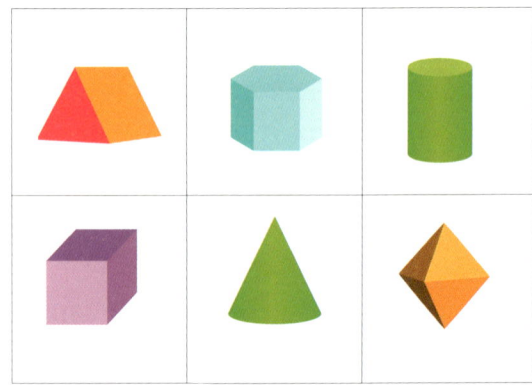

 다음 계산 문제를 풀어 보세요.

```
  25      36      28      16
+ 14    + 15    + 17    + 27
  39      51      45      43

  23      36      21      26
- 16    - 18    - 12    - 19
   7      18       9       7

 115     138     127     116
+ 27    + 13    + 15    + 37
 142     151     142     153

 104     121     112     135
-  26   -  38   -  43   -  29
  78      83      69     106
```

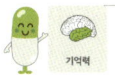 앞 장(56쪽)에서 기억한 도형을 잘 떠올리면서 빈칸에 들어갈 도형이 무엇인지 아래에서 골라 ( )에 적어 보세요.

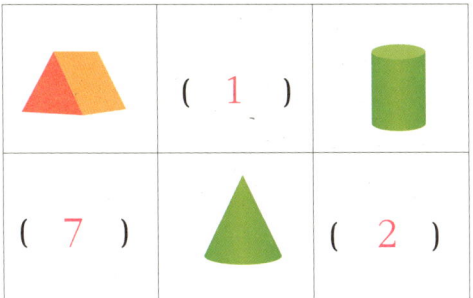

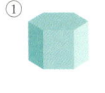

13일

날짜: 년 월 일 요일 날씨:
시작 시각: 시 분   마친 시각: 시 분

 다음의 두가지 조건을 모두 만족하는 숫자를 ( )에 적어 보세요.

1. ❶ 13 < ? < 18
   ❷ 16 < ?
   ? = (17)

2. ❶ 20 < ? < 25
   ❷ 23 < ?
   ? = (24)

3. ❶ 25 < ? < 30
   ❷ 28 < ?
   ? = (29)

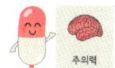 다음 두 그림의 이름에 공통적으로 들어가는 글자를 찾아 연결해 보세요.

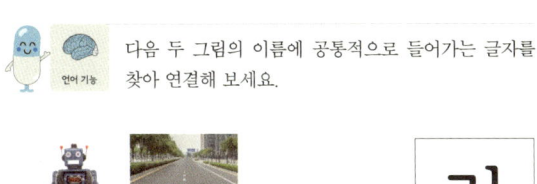

다음 벌집의 숫자를 1, 2, 3… 순서대로 연결해 보세요. 단, 연결한 선들이 서로 겹치지 않아야 합니다.

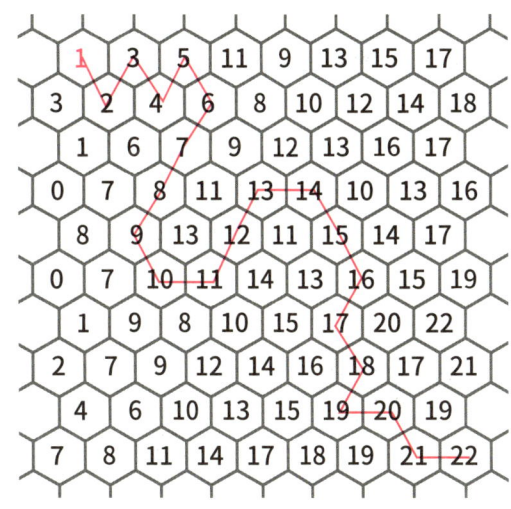

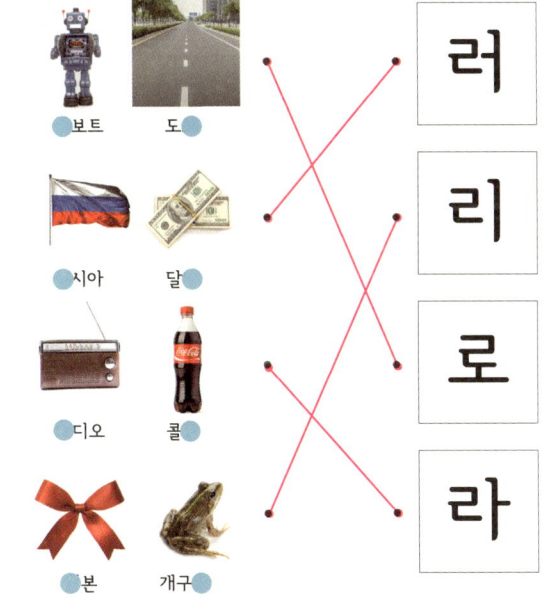

365 브레인 피트니스 정답 12

14일

날짜:　　년　월　일　요일　날씨:
시작 시각:　시　분　마친 시각:　시　분

다음 그림에서 할아버지 손에 있는 물건에 집중해 기억해 두세요.

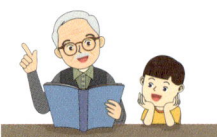
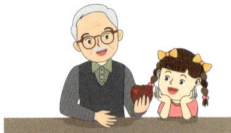
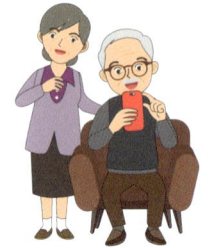
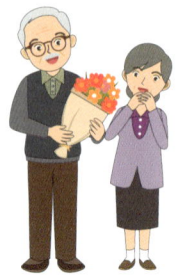

다음 문제를 풀어 보세요.

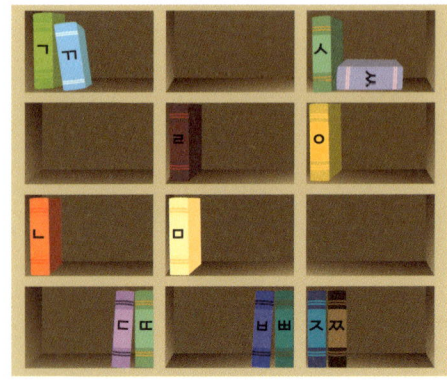

1. 가운데 열, 아래에서 두 번째 책은 무엇인가요? (ㅁ)

2. 좌측 첫 번째 열, 위에서 첫 번째 칸의 제일 왼쪽에 있는 책은 무엇인가요? (ㄱ)

3. 가장 우측열 책장 중에서 비어있는 칸은 아래에서 몇 번째인가요? (두 번째)

앞 장(62쪽)의 그림을 기억하여 할아버지 손에 있었던 물건 이름을 ( )에 적어 보세요.

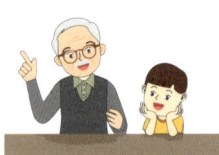
(책)
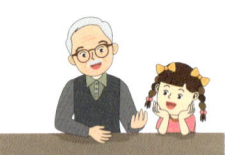
(사과)
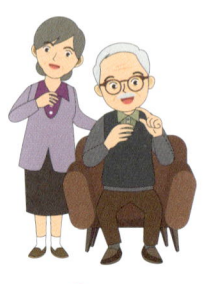
(핸드폰)
(꽃다발)

15일

날짜:　　년　월　일　요일　날씨:
시작 시각:　시　분　마친 시각:　시　분

다음에서 보기 의 모양이 모두 몇 개 있는지 찾아 ( )에 적어 보세요.

(10)개

다음 좌측의 네모가 오른쪽 네모 전체를 채우려면 몇 개가 필요할까요? ( )에 답을 적어 보세요.

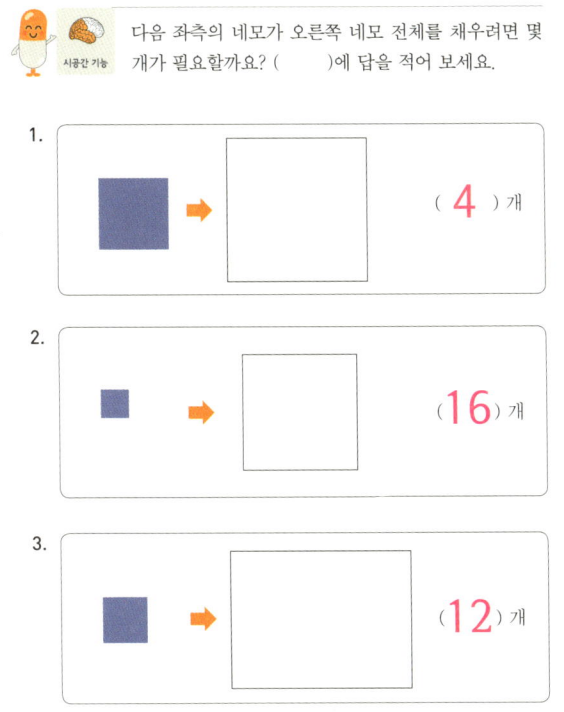

1. (4)개
2. (16)개
3. (12)개

다음 단어들이 가지는 공통점을 ( )에 적어 보세요.

1. 검정 파랑 노랑 빨강
공통점은? (색깔 이름)

2. 고양이 타조 앵무새 치타
공통점은? (동물 이름)

3. 행복 화남 슬픔 우울
공통점은? (기분을 나타내는 말, 감정)

4. 상여금 성과금 상금 보너스
공통점은? (상으로 받는 금액)

16일

날짜: 년   월   일   요일   날씨:
시작 시각: 시   분   마친 시각: 시   분

다음은 우리나라 독립운동가입니다. 평소 알던 이름이라도 어떤 모습인지는 잘 알지 못했을 거예요. 이름과 얼굴을 함께 기억해 두세요.

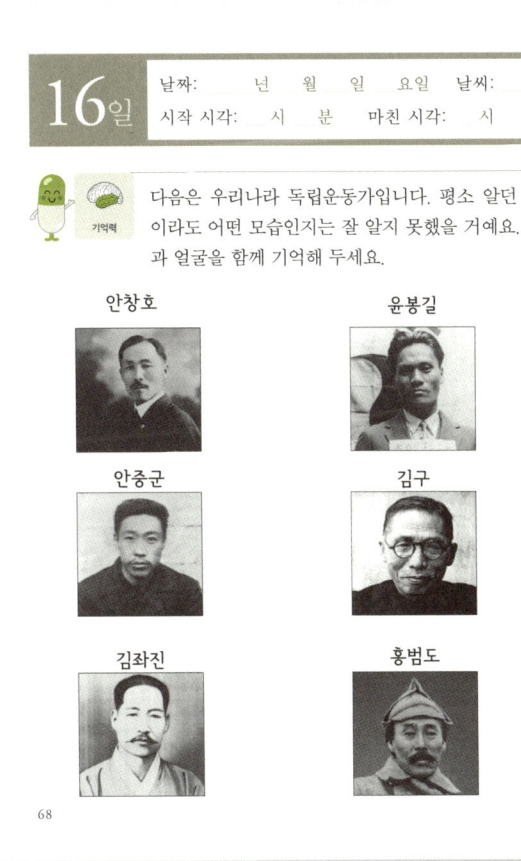

안창호 윤봉길
안중근 김구
김좌진 홍범도

다음에서 왼손이 어느 쪽인지 ○ 표시해 보세요.

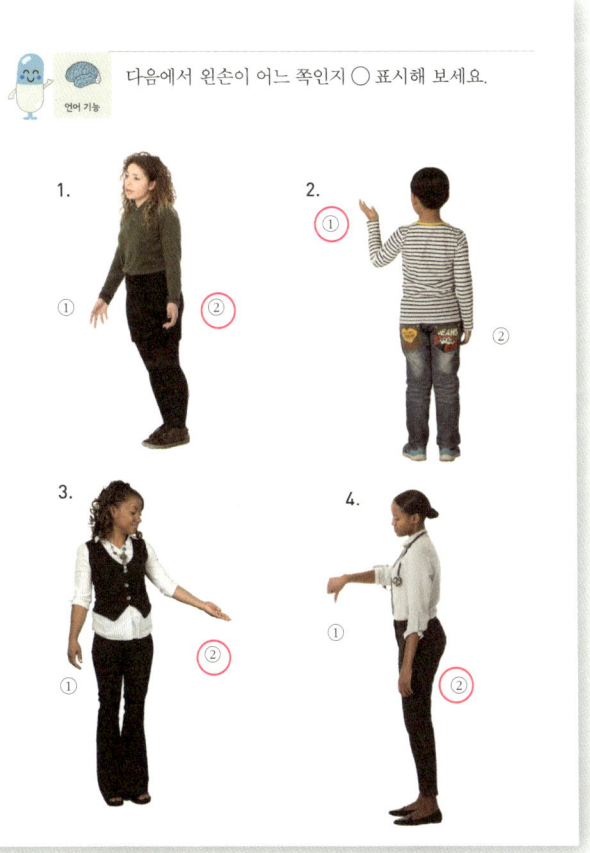

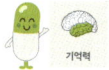 앞 장(68쪽)에서 기억한 독립운동가의 얼굴과 이름을 짝지어 보세요.

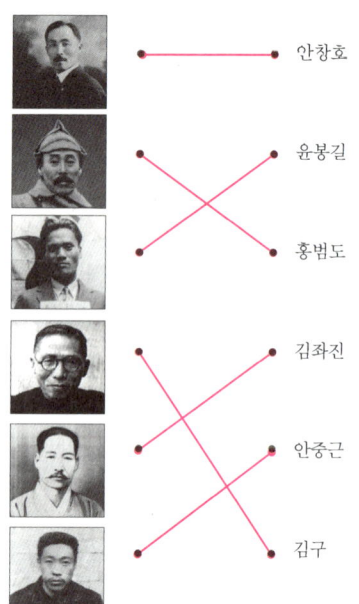

- 안창호
- 윤봉길
- 홍범도
- 김좌진
- 안중근
- 김구

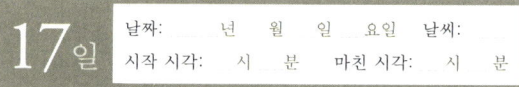

 다음 글을 읽고 어떻게 행동해야 할 지 자신의 생각을 자유롭게 적어 보세요.

> 한채문 할아버지에게 전화 한통화가 걸려옵니다.
> "안녕하세요, 한채문 어르신. 저는 서울중앙지검 박동현 검사입니다. 한채문 할아버지 통장이 대포 통장으로 사용되어 수사를 받으셔야 합니다. 피해자로 인정받으시려면 계좌에서 현금을 찾아 금융감독원에 넘긴 뒤, 증명서를 발급받으시면 됩니다."

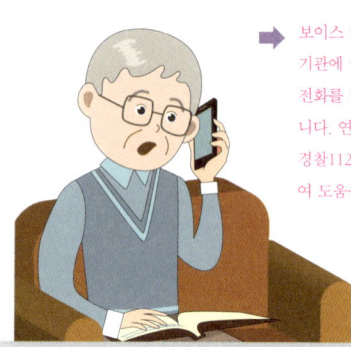

➡ 보이스 피싱일 가능성이 높기 때문에 해당 기관에 이러한 사건으로 인해 누구로 부터 전화를 받았다고 연락을 해보고 확인을 합니다. 연락처를 확인하기 어려울 경우에는 경찰112, 또는 금융감독원 1332에 신고하여 도움을 받습니다.

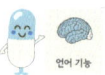 다음에서 "곤충 이름"을 모두 찾아 ○ 표시해 보세요.

⊙개미	코끼리	닭	⊙나비	⊙무당벌레
기린	⊙사슴벌레	⊙잠자리	개구리	호랑이
⊙물방개	나무늘보	올빼미	⊙사마귀	지렁이
⊙매미	고양이	코뿔소	염소	게
치타	⊙초파리	⊙벌	⊙장수하늘소	곰
⊙모기	뱀	⊙메뚜기	⊙바퀴벌레	카멜레온

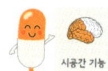 다음 그림을 보면서 아래에 똑같이 그려 보세요.

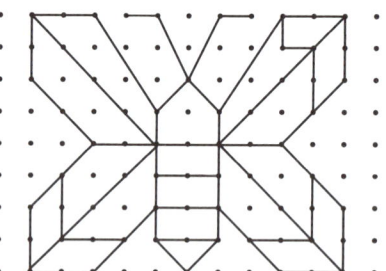

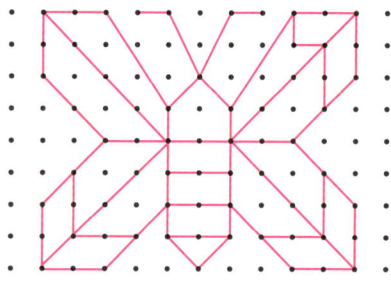

18일

날짜: 　　년　월　일　요일　날씨:
시작 시각:　시　분　마친 시각:　시　분

성민이와 서준이가 끝말잇기를 하고 있네요. 서로 주고받은 단어와 순서를 잘 기억해 두세요.

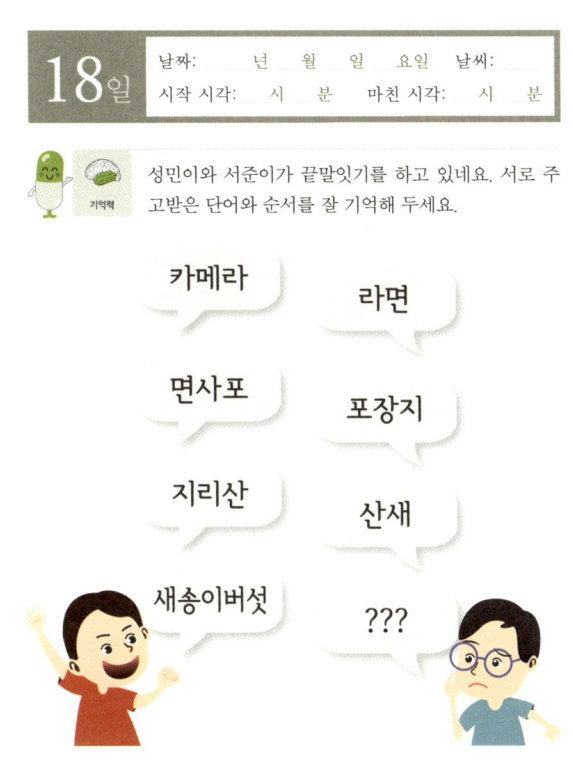

다음 4개의 그림에 어울리는 것을 보기 에서 찾아 ( ) 안에 번호를 적어 보세요.

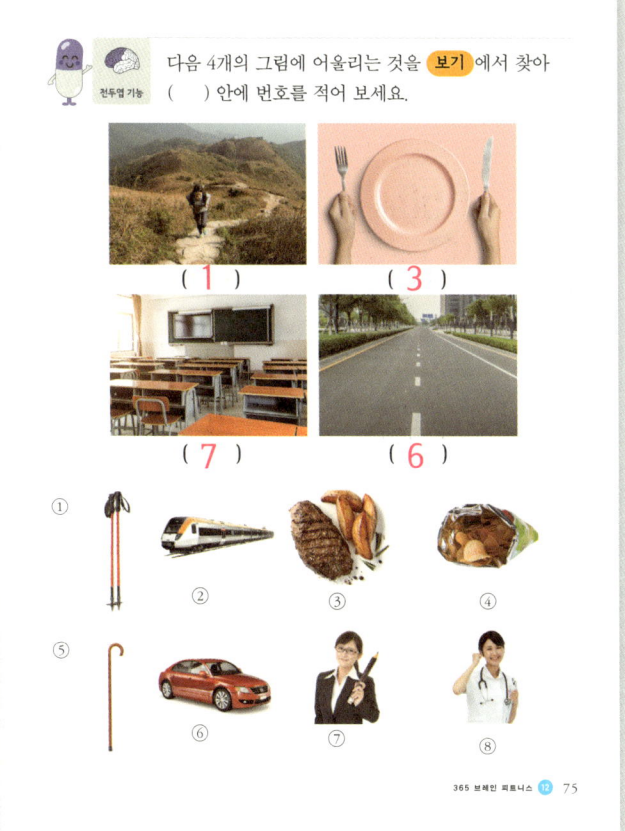

(1)　　(3)
(7)　　(6)

앞 장(74쪽)에서의 끝말잇기 내용을 잘 기억하셨죠? ( )에 들어갈 단어를 적어 보세요.

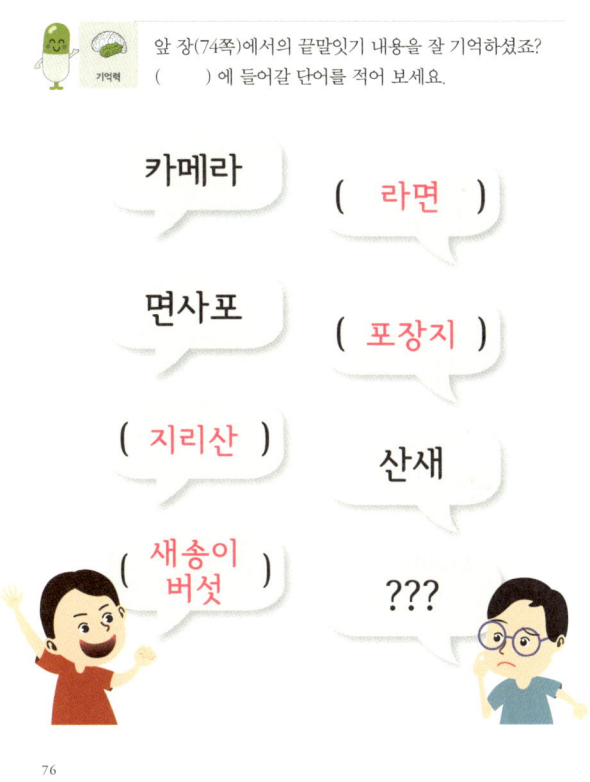

카메라 — (라면)
면사포 — (포장지)
(지리산) — 산새
(새송이버섯) — ???

19일

날짜: 　　년　월　일　요일　날씨:
시작 시각:　시　분　마친 시각:　시　분

다음 계산 문제를 풀어 보세요.

1. 12-4+7= 15
2. 15+7-3= 19
3. 18-11+9= 16
4. 8+(5-3)= 10
5. 7-(4-1)= 4
6. (4+7)-(5-3)= 9
7. 12-7+(6-4)= 7
8. 9-(4+2)+6= 9
9. 6x7= 42
10. 12x3= 36
11. 14x8= 112
12. 7x(5+3)= 56
13. 8x6-5= 43
14. (4+6)x7= 70
15. 15x(12-7)= 75
16. 24x2+12= 60

365 브레인 피트니스 정답 12　15

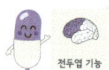 다음 교통 표지판을 보고 아래 ❶~❹번의 상황에 맞는 것을 골라 ( )에 적어 보세요.

❶ ❷

❸ ❹

1. 도로의 한 쪽이 강변, 해변, 계곡 등 추락 위험지점임을 알리는 것. (3)
2. 상습 정체구간임을 알려주는 표시. (4)
3. 표지판에 표시된 앞차와의 간격을 유지해야 함. (1)
4. 차의 앞지르기를 금지하는 표시. (2)

 다음 맞춤법이 틀린 글자를 바르게 고쳐 적어 보세요. 가족이나 친구에게 물어보아도 좋습니다. 사전, 컴퓨터, 핸드폰을 검색하셔도 괜찮습니다.

찌게 ➡ (찌개)   색갈 ➡ (색깔)

역활 ➡ (역할)   핑게 ➡ (핑계)

강남콩 ➡ (강낭콩)   계시판 ➡ (게시판)

옷거리 ➡ (옷걸이)   휴계실 ➡ (휴게실)

일찌기 ➡ (일찍이)   꺼꾸로 ➡ (거꾸로)

어떻해 ➡ (어떻게)   언덕빼기 ➡ (언덕배기)

20일 날짜: 년 월 일 요일 날씨:
시작 시각: 시 분 마친 시각: 시 분

 다음 글을 소리내어 읽어 보세요. 발음에 유의하여 여러 번 반복해서 읽어 보세요. 윗 문장과 아랫 문장을 나누어 기억해 두세요.

1. 간장공장 공장장은 강 공장장이고
   된장공장 공장장은 공 공장장이다.

2. 경찰청 쇠창살 외철창살,
   검찰청 쇠창살 쌍철창살.

3. 저기 계신 저 분이 박 법학박사이시고,
   여기 계신 이분이 백 법학박사이시다.

4. 내가 그린 구름그림은 새털구름 그린
   구름그림이고, 네가 그린 구름그림은
   깃털구름 그린 구름그림이다.

 다음 그림은 보기 의 도형 2개를 겹쳐 만든 그림입니다. 어떤 도형들인지 보기 에서 번호를 골라 ( )에 적어 보세요.

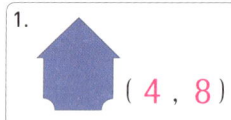 (4 , 8)   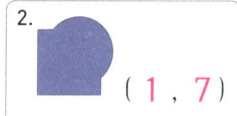 (1 , 7)

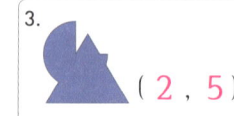 (2 , 5)   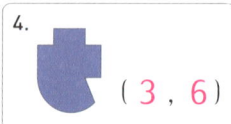 (3 , 6)

보기
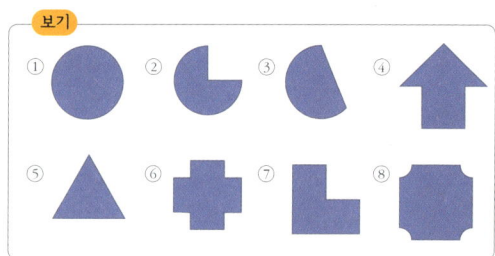

앞 장(80쪽)에서 외운 것을 떠올려 □에 들어갈 말을 적어 보세요.

1. 간장공장 공장장은 강 공장장이고 된장공장 공장장은 **공 공장장**이다.
2. 경찰청 쇠창살 외철창살, 검찰청 쇠창살 **쌍 철창살**.
3. 저기 계신 저 분이 박 법학박사이시고, 여기 계신 이분이 **백 법학박사**이시다.
4. 내가 그린 구름그림은 새털구름 그린 구름그림이고, 네가 그린 구름그림은 **깃털구름** 그린 구름그림이다.

21일

다음에서 보기 그림은 모두 몇 개인지 ( )에 적어 보세요.

(**11**)개

다음 □에 들어갈 단어를 적어 속담을 완성해 보세요.

1. 티끌 모아 **태산**.
2. **중**이 제 머리 못 깎는다.
3. 잘 되면 제 탓, 못 되면 **조상** 탓.
4. 윗물이 맑아야 **아랫물**도 맑다.
5. **원숭이**도 나무에서 떨어진다.
6. 열 번 찍어 넘어지지 않는 **나무** 없다.
7. 아닌 밤중에 **홍두깨**.
8. 보기 좋은 **떡**이 먹기도 좋다.
9. 발 없는 **말**이 천리 간다.
10. **바늘** 도둑이 소 도둑 된다.
11. 믿는 **도끼**에 발등 찍힌다.
12. 말 한 마디에 천 냥 **빚**도 갚는다.

다음에서 어떤 길로 가야 선물을 찾을 수 있을까요?
(**2**)

22일

날짜: 년 월 일 요일 날씨:
시작 시각: 시 분 마친 시각: 시 분

다음은 레스토랑에 외식을 하러 나온 가족의 모습입니다. 식사를 맛있게 한 후 후식을 주문하려고 합니다. 각각 주문한 후식을 잘 기억해 두세요.

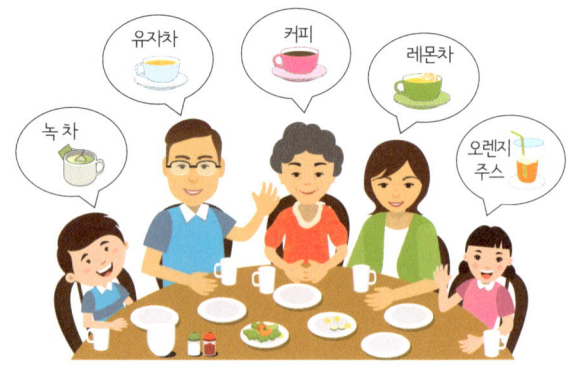

왼쪽 도형에 적힌 도형 모양을 오른쪽에서 찾아 연결해 보세요.

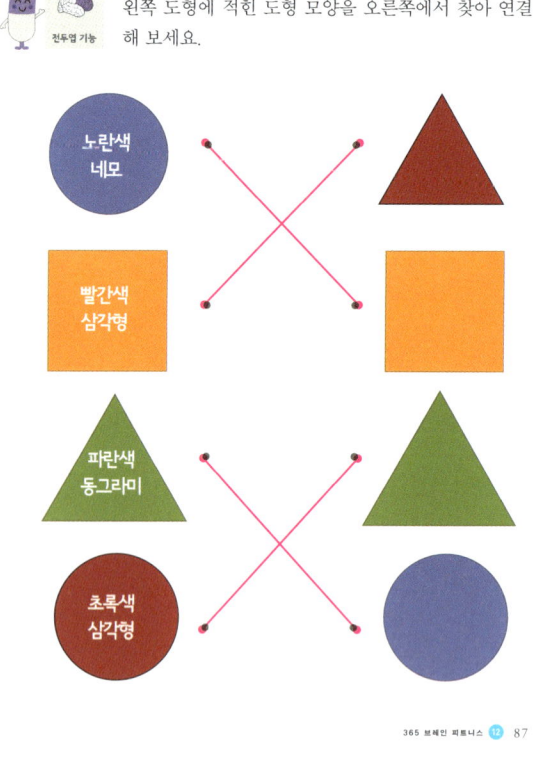

앞 장(86쪽)의 그림을 기억하여 각각 주문한 후식을 보기에서 골라 적어 보세요.

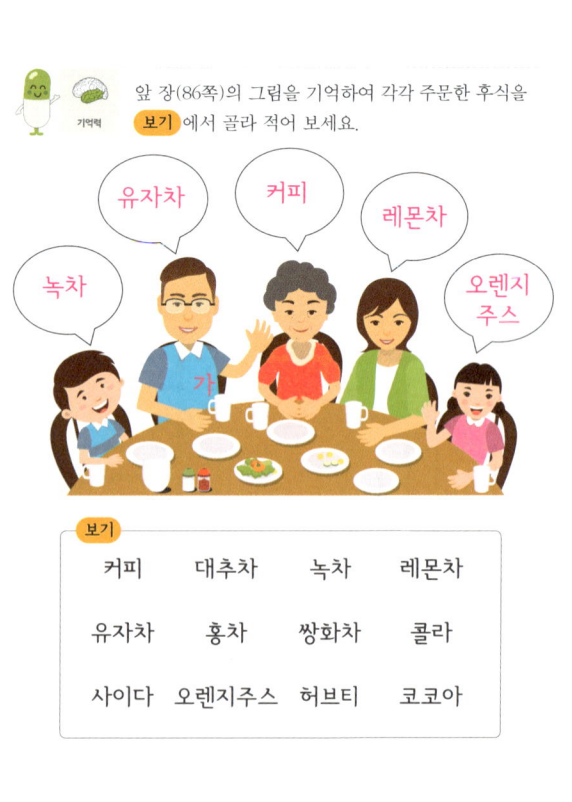

보기			
커피	대추차	녹차	레몬차
유자차	홍차	쌍화차	콜라
사이다	오렌지주스	허브티	코코아

23일

날짜: 년 월 일 요일 날씨:
시작 시각: 시 분 마친 시각: 시 분

다음에서 맨 좌측의 그림을 보고 그림자가 바르게 생기는 그림에 ○표시해 보세요.

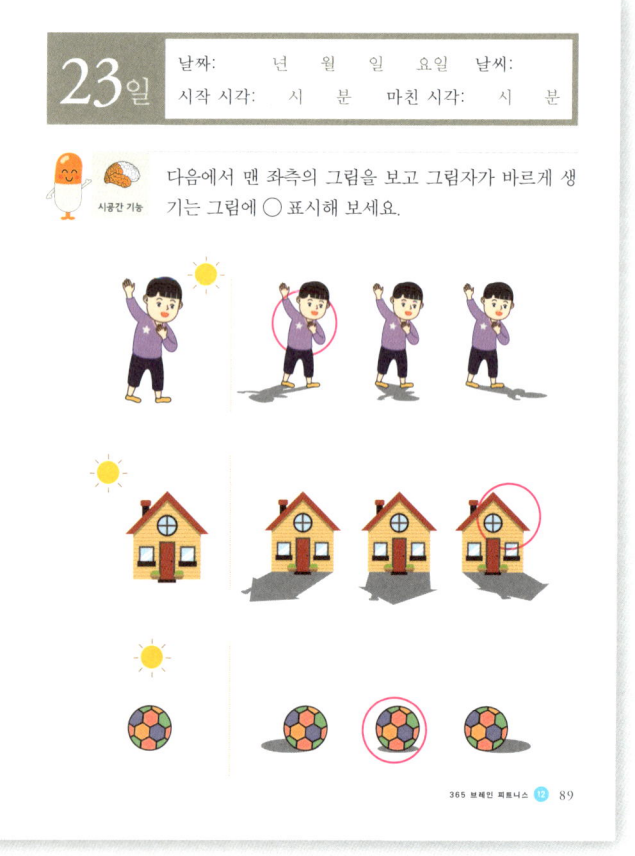

다음 글을 읽고 ( )에 들어갈 대화 내용에 ○ 표시해 보세요

1. 가: 휴, 너무 속상해!
   나: 왜 무슨일 있었어?
   가: 내가 아끼는 옷을 입으려는데 동생이 입고 나갔더라고…
   나: ( )

   ① 동생을 칭찬해 줘야겠네!
   ②(○) 그랬구나, 속상했겠다.
   ③ 나중에 너는 동생 옷을 입고 나와.
   ④ 참 기분이 좋았겠다. 축하해.

2. 가: 여보세요?
   나: 고객님 안녕하세요, 무엇을 도와드릴까요?
   가: 어제 주문한 책이 도착했는데요. 중간 부분이 찢어져 있어서요.
   나: ( )

   ① 고객님 왜 그러신데요?
   ② 고객님께서 찢으신 것 아닌가요?
   ③(○) 고객님 죄송합니다. 책을 교환해 드리겠습니다.
   ④ 고객님 어디세요?

다음 보기 처럼 왼쪽에 주어진 카드를 각각 사용하여 알맞은 식이 되도록 카드에 숫자를 적어 보세요.

보기: 3 4 ▶ 5×3 < 5×4

1. 5 3 ▶ 2+3 < 2+5
2. 0 1 ▶ 3−1 = 2−0
3. 0 1 3 ▶ 0×5 < 1×3
4. 4 8 16 ▶ 8÷4 > 16÷16

24일

날짜: 년 월 일 요일 날씨:
시작 시각: 시 분 마친 시각: 시 분

다음 글을 읽고 수면 위생을 위한 생활 수칙을 잘 기억해 두세요.

김미숙 할머니는 매일 밤마다 잠을 주무시지 못합니다. 밤 10시에 잠자리에 들면 12시가 되어도 잠들지 못하신다고 합니다.
이렇게 밤마다 쉽게 잠에 들지 못하는 것을 보통 '불면증'이라고 하죠. 그러나 잠을 잘 자는 것은 우리 삶에서 꼭 필요하고 건강을 위해서도 매우 중요하지요. 우리가 수면 건강을 위해 지켜야 할 생활습관을 수면 위생이라고 하는데요, 다음은 수면 위생을 위한 생활 수칙입니다. 잘 읽고 기억하셔서 불면증이 있는 어르신은 생활 속에서 잘 지켜보세요!

수면 위생을 위한 생활 수칙

1. 낮잠을 가급적이면 피한다
2. 잠자리에 누워 있는 시간을 일정하게 한다.
3. 잠자리에 들기 약 2시간 전에 더운물로 목욕을 한다.
4. 잠이 오지 않을 경우에는, 침대에 억지로 누워 있지 않고 일어나 단순한 작업을 한다.
5. 매일 규칙적으로 운동을 한다.
6. 커피, 홍차, 초콜릿 등을 피한다.

다음 빈곳에 들어갈 그림 조각이 무엇인지 번호에 ○ 표시해 보세요.

④(○)

앞 장(92쪽)에서 수면 위생을 위한 생활수칙에 대한 설명을 기억하셨나요? 다음 설명이 맞으면 ○, 틀리면 ×에 표시해 보세요.

1. 낮잠을 가급적이면 피한다 (◯ | ×)
2. 잠자리에 누워 있는 시간은 일정하지 않아도 된다. (○ | ⊗)
3. 잠자리에 들기 약 2시간 전에 찬물로 목욕을 한다. (○ | ⊗)
4. 잠이 오지 않을 경우에는 침대에 억지로 누워 있지않고 일어나 단순한 작업을 한다. (◯ | ×)
5. 매일 규칙적으로 운동을 한다. (◯ | ×)
6. 자기 전에 초콜릿을 먹는다. (○ | ⊗)

* 알아두기!
• 잠자리에 누워 있는 시간이 일정하다는 것은 예를 들어 수면 시간을 8시간으로 결정했으면 잠을 잤는지의 여부와 관계없이 눕기 시작한 순간부터 8시간이 지나면 침대에서 일어나야 합니다.

25일

날짜: 년 월 일 요일 날씨:
시작 시각: 시 분   마친 시각: 시 분

다음 제시한 단어로 하나의 문장을 만들어 보세요.

1.	배추, 김치	배추를 절여 김치를 만들었다.
2.	계곡, 물고기	영웅이는 계곡에서 즐겁게 물고기를 잡고 놀았다.
3.	자동차, 주유소	고속도로에 있는 주유소는 항상 기름을 넣으려는 자동차로 붐빈다.
4.	눈, 대중교통	출근길에 눈이 많이 내려서 대중교통을 이용했다.
5.	콩, 맷돌, 두부	맷돌에 콩을 갈아서 두부를 만들어 맛있게 먹었다.

이 외에도 제시어가 들어가 제대로 된 하나의 문장이라면 정답입니다.

다음 동물과 사물의 앞 방향과 맞는 화살표끼리 선으로 연결해 보세요.

1.
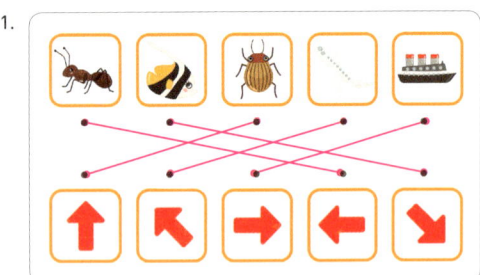

2.
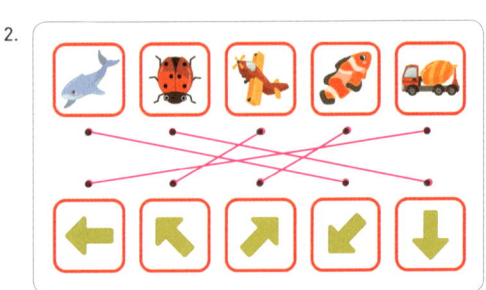

다음에서 좌우 얼마인지 각각 계산한 후 같은 금액끼리 선으로 연결해 보세요.

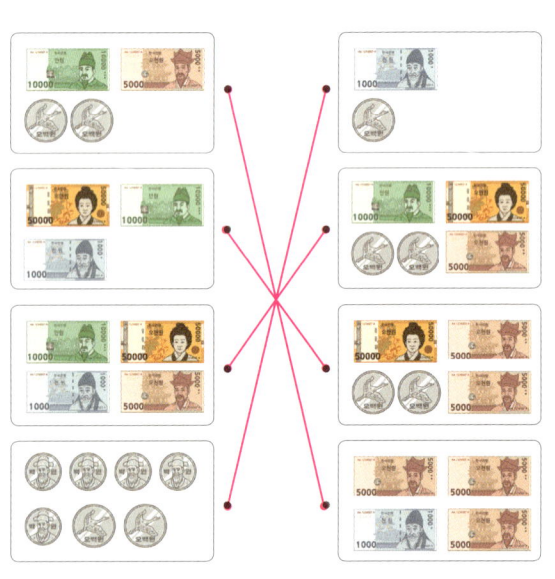

26일

날짜:　　년　월　일　요일　날씨:
시작 시각:　시　분　마친 시각:　시　분

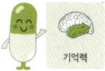 다음 애완동물 3마리의 이름을 잘 기억해 두세요. 설명을 읽으면 애완동물의 이름을 왜 이렇게 지었는지 이해되어 기억하기 훨씬 쉬워진답니다.

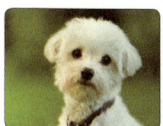 이름: **흰둥이**
설명: 새하얀 털 색이 매력적인 강아지입니다. 순둥순둥한 성격으로 가족의 사랑을 독차지 하고 있어요.

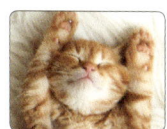 이름: **낙엽이**
설명: 가을에 태어나고 털 색이 갈색이여서 붙여진 이름입니다. 잠이 많고 침대에 누워있기를 좋아합니다.

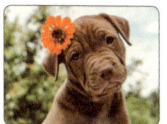 이름: **꽃순이**
설명: 외모와 달리 꽃을 좋아하는 암컷 강아지에요. 꽃과 함께 사진찍기를 좋아합니다.

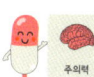 다음 그림을 보고 문제를 풀어 보세요.

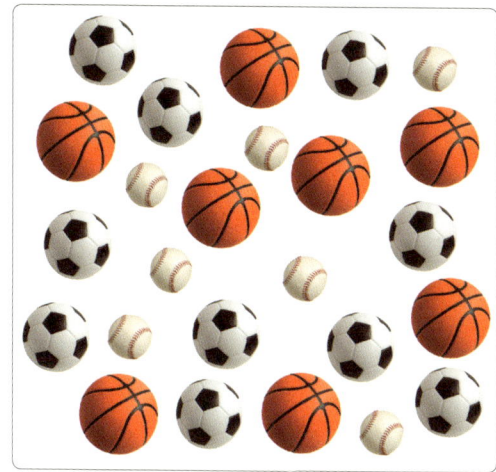

1. 농구공 은 모두 몇 개 인가요?　(　**8**　)개
2. 축구공 은 모두 몇 개 인가요?　(　**10**　)개
3. 야구공 은 모두 몇 개 인가요?　(　**7**　)개

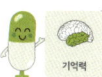 앞 장(98쪽)에서 기억한 애완 동물의 이름을 적어 보세요.

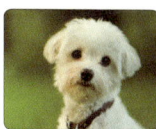 이름: (　**흰둥이**　)
설명: 새하얀 털 색이 매력적인 강아지입니다. 순둥순둥한 성격으로 가족의 사랑을 독차지 하고 있어요.

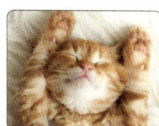 이름: (　**낙엽이**　)
설명: 가을에 태어나고 털 색이 갈색이여서 붙여진 이름입니다. 잠이 많고 침대에 누워있기를 좋아합니다.

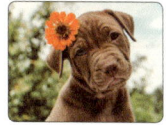 이름: (　**꽃순이**　)
설명: 외모와 달리 꽃을 좋아하는 암컷 강아지에요. 꽃과 함께 사진찍기를 좋아합니다.

27일

날짜:　　년　월　일　요일　날씨:
시작 시각:　시　분　마친 시각:　시　분

 다음에서 'ㅇ'이 들어간 글자는 모두 몇 개 인가요?
(　**14**　)개

동	국	강	만	다	루
민	방	토	안	샷	원
호	신	간	고	징	굴
차	주	통	달	도	먹
태	영	늘	기	서	그
온	냐	둥	놀	종	겠
습	떨	졌	양	네	근
엿	본	마	죽	이	들

숫자(1,2,…)와 한글(가,나,…)을 순서대로 번갈아가면서 적어 보세요. 숫자만 먼저 다 적거나, 한글만 먼저 다 적지 마시고 반드시 번갈아가며 생각하여 적어 보세요.

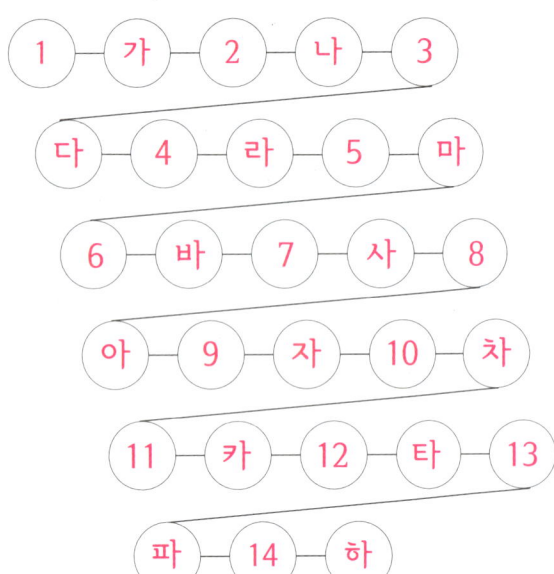

 다음 계산 문제를 풀어 보세요.

```
  15        22        65
+  7      +  8      + 16
  22        30        81

  21        53        80
-  5      -  8      - 12
  16        45        68

  12        23        54
×  4      ×  6      ×  8
  48       138       432

  40        56        84
÷  2      ÷  4      ÷  6
  20        14        14
```

28일

날짜: 년 월 일 요일 날씨:
시작 시각: 시 분 마친 시각: 시 분

 다음 그림을 보고 ( )에 공통점을 적어 보세요. 그리고 각각의 그림을 잘 기억해 두세요.

1. 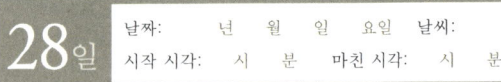 공통점? (동물)

2. 공통점? (먹는 것, 식료품)

3. 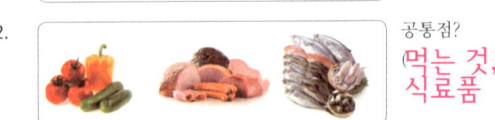 공통점? (바구니, 담는 것)

4. 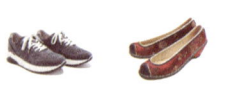 공통점? (신발, 신는 것)

다음 보기의 규칙을 적용하여 나비가 꽃을 찾아가는 길을 선으로 그어보세요.

앞 장(104쪽)의 그림을 떠올려 보세요. 그리고 앞 장에 없었던 그림을 찾아 ○ 표시해 보세요.

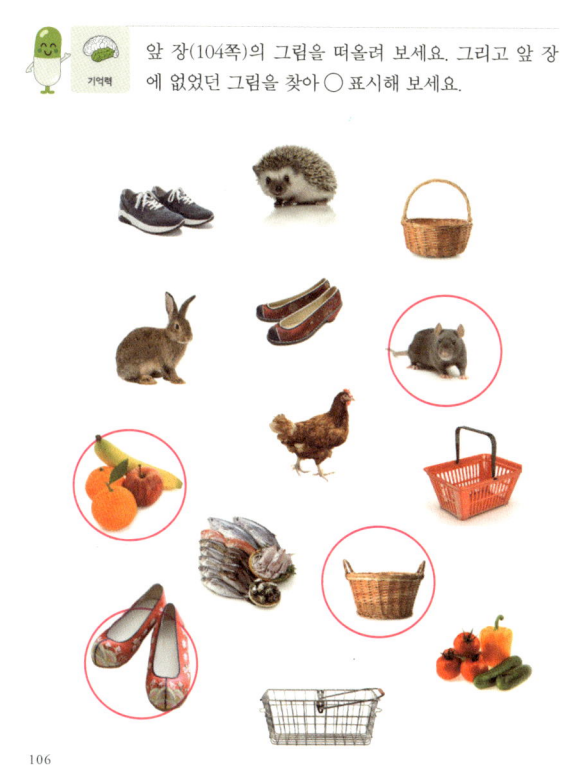

29일 날짜: 년 월 일 요일 날씨:
시작 시각: 시 분 마친 시각: 시 분

다음 그림을 보고 가장 적당한 속담은 몇 번일까요?
(1)

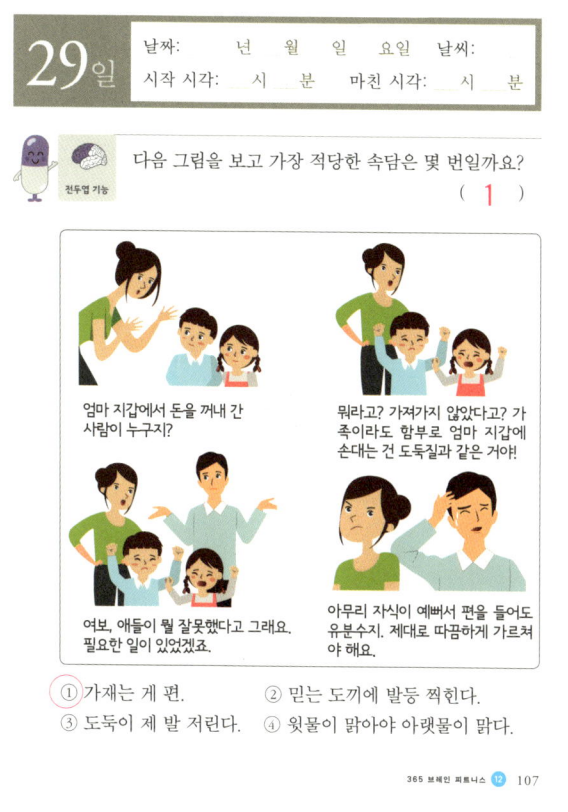

① 가재는 게 편. ② 믿는 도끼에 발등 찍힌다.
③ 도둑이 제 발 저린다. ④ 윗물이 맑아야 아랫물이 맑다.

다음 보기 와 똑같은 그림을 찾아 ○ 표시해 보세요.

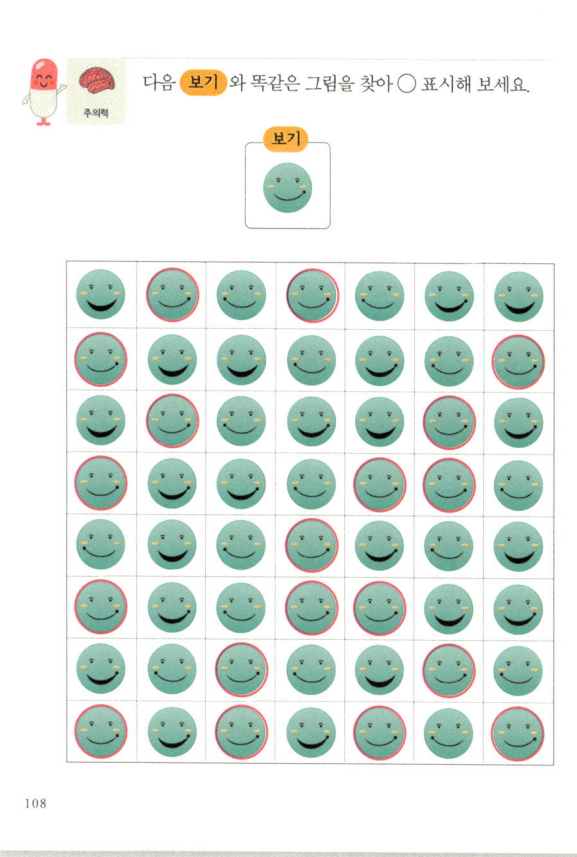

다음에서 서로 어울리는 표현을 찾아서 선으로 연결해 보세요.

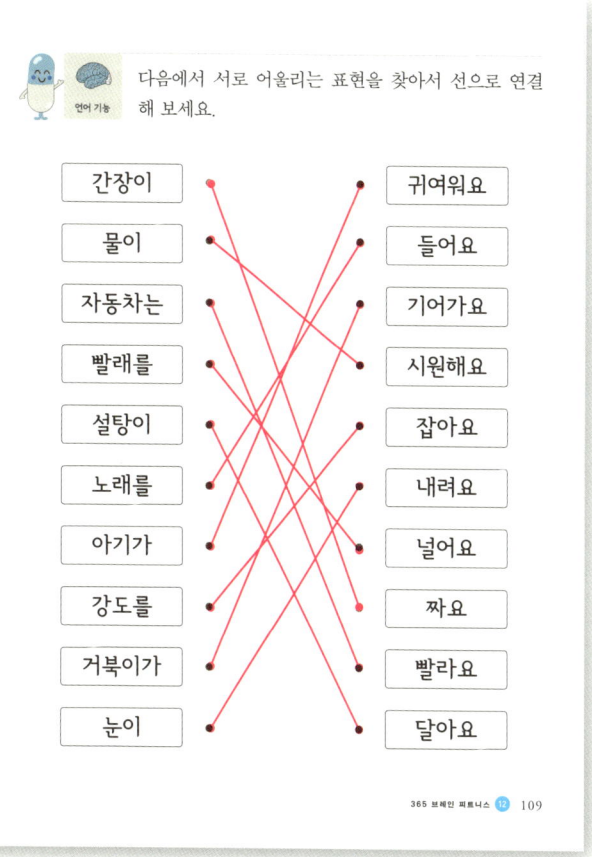

30일

날짜:　　년　월　일　요일　날씨:
시작 시각:　　시　분　마친 시각:　　시　분

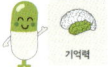 다음은 치매 예방에 좋은 두부 샐러드 요리법입니다. 두부 샐러드 만드는 방법을 잘 읽고 기억해 두시고, 건강을 위해서 직접 만들어 드셔 보세요!

재료 : 두부 반모, 양파 1/3개, 방울토마토 3알, 소금 조금, 아몬드 슬라이스 적당량, 양상추 1/4통, 올리브유, 레몬즙, 후추, 검은깨 약간.

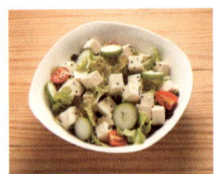

만드는 순서
1. 두부와 방울토마토를 한입 크기로 잘라 물기를 제거합니다.
2. 양상추와 양파를 적당한 크기로 자르고 물기를 뺍니다.
3. 팬에 올리브유를 두르고 두부를 노릇하게 구워 놓습니다.
4. 접시에 양상추를 깔고 두부와 양파, 방울토마토, 아몬드 슬라이스를 적당량 올려놓습니다.
5. 올리브유, 레몬즙, 후추, 검은깨를 섞어 드레싱을 만들어 먹기 전에 뿌려줍니다.

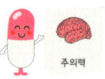 다음은 '개미와 베짱이' 동화의 일부분입니다. 이야기를 읽으면서 '은', '는', '이', '가' 글자를 모두 찾아 ○ 표시해 보세요. 주의하셔야 할 점은 '은'만 찾아서 '는'만 찾아서 '이'만 찾아서 '가'만 찾아서 표시하시면 안 됩니다. 반드시 문장을 읽어가면서 표시해 보세요.

매미⒢ 우⒩ 어느 여름날이⒩었어요.
베짱이⒢ 그늘진 나무 아래 앉아 한가롭게 노래를 부르고 있었어요.
그런데 옥수수밭에선 개미⒢ 열심히 일을 하고 있었어요.
잘 익⒩ 옥수수를 한 알 한 알 바구니에 담고 있지요.
개미⒩ 바구니에 가득찬 노란 옥수수알을 들고 집으로 향했어요.
베짱이⒢ 부지런히 일하⒩ 개미를 보고 이⒢기 했어요.
"개미야 이렇게 날이 좋은데 왜 일을 하⒩ 거야?"
개미⒢ 말했어요.
"다가올 겨울을 준비해야지."
개미의 말에 베짱이⒢ 깔깔 거리며 웃었어요.
"지금⒩ 여름이야! 겨울이 오려면 멀었다고."
베짱이⒢ 개미를 비웃었지만 개미⒩ 열심히 일했어요.

 앞 장(110쪽)의 두부 샐러드 만드는 방법을 기억하셨죠? 다음의 문제를 풀어 보세요.

1. 두부 샐러드에 들어가지 않은 재료는 무엇인가요? (**1**)
   ① 치커리　② 두부　③ 양파　④ 양상추

2. 두부 샐러드 요리법을 맞는 순서대로 (　)에 번호를 적어 보세요.
   ① 올리브유, 레몬즙, 후추, 검은깨를 섞어 드레싱을 만들어 먹기 전 뿌려줍니다.
   ② 두부와 방울토마토를 한입크기로 잘라 물기를 제거합니다.
   ③ 양상추와 양파를 적당한 크기로 자르고 물기를 뺍니다.
   ④ 팬에 올리브 오일을 두르고 두부를 노릇하게 구워 놓습니다.
   ⑤ 접시에 양상추를 깔고 두부와 양파, 방울토마토, 아몬드슬라이스를 적당량 올려놓습니다.

   (**2**) (**3**) (**4**) (**5**) (**1**)

• **알아두기!**
- 두부는 단백질과 필수아미노산의 소화 흡수율이 높고 콜레스테롤이 없어, 동맥경화나 고지혈증에 도움을 줍니다.
- 토마토는 비타민 K가 체내의 칼슘이 빠져나가는 것을 방지하여 골다공증 및 치매 예방에 효과가 있습니다.

매일매일 뇌의 근력을 키우는 치매 예방 문제집
365 브레인 피트니스 12

초판 1쇄 펴낸날 | 2021년 9월 19일
지은이 | 박흥석·안이서·이혜미
펴낸이 | 유은실
펴낸곳 | 허원미디어

주소 | 서울시 종로구 필운대로7길 19(옥인동)
대표전화 | (02) 766-9273
팩시밀리 | (02) 766-9272
홈페이지 | http://cafe.naver.com/herwonbooks
출판등록 | 2005년 12월 2일 제300-2005-204호

ⓒ 박흥석·안이서·이혜미 2021

ISBN 978-89-92162-74-6 14510(세트)
　　　978-89-92162-92-0 14510

값 12,000원

* 잘못 만들어진 책은 구입하신 곳에서 교환해 드립니다.
* 이 책 내용의 일부 또는 전부를 재사용하려면 반드시 도서출판 허원미디어의 동의를 얻어야 하며 무단복제와 전재를 금합니다.